Dirk Biermann

IM SCHATTEN DER DEPRESSION

DIRK BIERMANN

Im Schatten der Depression

Was Angehörige durch schwere Zeiten tragen kann

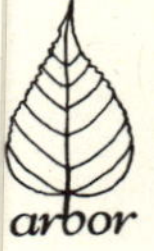

Arbor Verlag
Freiburg im Breisgau

2. Auflage 2021

Titelfoto: ©Sime Basioli/unsplash.com
Lektorat: Ralf Lay
Druck und Bindung: Eberl & Kœsel, Krugzell
Hergestellt von mediengenossen.de

Dieses Buch wurde auf 100% Altpapier gedruckt und ist alterungsbeständig. Weitere Informationen über unser Umweltengagement finden Sie unter *www.arbor-verlag.de/umwelt*

www.arbor-verlag.de

ISBN 978-3-86781-227-6

INHALT

TEIL 3

Neue Möglichkeiten entdecken

ANHANG

Nicht immer einfach.
Oft schön.

Ich weiß es nicht

Ich weiß nicht, wie es sich anfühlt, depressiv zu erleben. Wirklich tief depressiv zu erleben. Die Welt wie durch eine Milchglasscheibe wahrzunehmen und sich zu fühlen wie innen mit Watte ausgestopft. Ich weiß nicht, wie es sich anfühlt, keinen Sinn mehr in allem zu sehen. Am liebsten gar nicht mehr da sein zu wollen, weil die Verzweiflung einfach zu groß ist. Die Lieben, die mit am Tisch sitzen, zwar zu bemerken, aber keine wirkliche Verbindung zu ihnen zu spüren. Und ich weiß nicht, wie es ist, mit all seinen Gedanken und Sinnen nur noch um sich selbst und die eigenen Befindlichkeiten kreisen zu können, obwohl man das gar nicht will. Ich weiß das alles nicht. Vielleicht habe ich hin und wieder an diesem Erleben genippt, gewiss auch mal intensiver, doch wirklich wissen tue ich es nicht.

Deshalb gebührt allen Menschen, die den Zustand der Depression aus eigenem Erleben kennen, die sich der Angst und der Panik immer wieder mutig stellen, mein allergrößter Respekt. Wenn es in diesem Buch um eine andere Perspektive geht, um die gleichfalls schwierige Situation der nahen Angehörigen und engen Freunde, dann soll das die Lebensleistung der von Depression, Burnout, Angst und Panik direkt betroffenen Menschen keinen Deut schmälern.

VORWORT:

Depression geht alle an

Sie lesen die ersten Zeilen eines Buches, das sich mit dem Thema „Depression“ beschäftigt. Praktisches Interesse mag Sie dazu bewogen haben. Vielleicht, weil Sie ratlos sind und nicht mehr wissen, wie das alles weitergehen soll. „Das“ mit der Depression, mit den Ängsten und der Panik. Vielleicht sind Sie der nahe Angehörige eines Menschen, der an Depressionen oder Burnout leidet, ein Ehe- oder Lebenspartner, ein erwachsenes Kind oder ein Elternteil. Oder ein enger Freund, eine Freundin, eine Arbeitskollegin. Vielleicht beschäftigen Sie sich beruflich mit dem Thema als Berater, Ärztin oder Therapeutin und wollen sich der Situation von Angehörigen depressiv erlebender Menschen noch weiter öffnen. Warum auch immer Sie beschlossen haben, dieses Buch aufzuschlagen und die ersten Zeilen zu lesen: Sie sollten wissen, was Sie hier erwartet.

Allen voran eine Praxisnähe, die mutig genug ist, die Dinge so zu sehen, wie sie sind, und die auch die unangenehmen Begleiterscheinungen einer Depression beim Namen nennt. Mir ist daran gelegen, dass Sie beim Lesen immer wieder den Eindruck haben: Ja, so ist das bei mir auch. Oder: Ja, das habe ich auch schon beobachtet. Im Umkehrschluss bedeutet das: keine Tipps, die gegen die gefühlte Wucht der Depression keine Chance haben. Keine rosa Decke, die die wichtigen Themen aus Verlegenheit außen vor lässt. Und keine voreiligen Lösungen, die der komplexen Situation nicht gerecht werden können. Angehörige von depressiv leidenden Menschen haben in erster Linie eins: ganz wenig Zeit. Deshalb ist dieses Buch so umfangreich wie nötig und so kompakt wie möglich. Es sollen Gedanken zur Sprache kommen, die wirklich tragen.

Depression kann irritieren, anstrengen und frustrieren. Das gilt für alle, die an diesem Prozess beteiligt sind. Auch Angehörige von depressiv erlebenden Menschen leiden oft unter der Situation, weil sich ihr Leben meist grundlegend wandelt und verkompliziert, wenn der Partner oder ein enger Familienangehöriger in das schwarze Loch der Depression fällt. Die Sorgen um den geliebten Menschen sind rund um die Uhr spürbar und beanspruchen fast die gesamte Energie. Dabei wäre diese so nötig für die Bewältigung des Alltags; gibt es doch plötzlich so viel mehr zu tun, so viel mehr Verantwortung zu tragen und so viel mehr auszuhalten.

Angehörige fühlen sich davon oft überstrapaziert und beginnen zu leiden – nur anders als die primär von der Depression Betroffenen. Bei dieser Aussage geht es ausdrücklich nicht darum, Leid bilanzieren und gegeneinander aufrechnen zu wollen nach der Devise: Wer leidet mehr? Wer leidet warum? Oder gar: Wer ist verantwortlich für wessen Leid? Es geht nicht um Schuld oder persönliches Versagen. Und es geht schon gar nicht um den Versuch, einander gegenüberstehende Lager zu bilden und primär Betroffene und Angehörige voneinander zu trennen. Alle blicken auf dasselbe Thema – wenngleich aus unterschiedlichen Perspektiven. Diese gilt es zu erspüren und zu verstehen.

Das Zusammenleben mit einem depressiv erlebenden Partner kann aus vielerlei Gründen belasten. Dies mag dazu führen, dass sich Angehörige mit der Zeit als Opfer der Gegebenheiten fühlen. Das erscheint nachvollziehbar, gründen die eigenen Schwierigkeiten doch ursächlich in den Problemen eines anderen Menschen. Doch gerade dieses „Opfer"-Empfinden lässt viele Angehörige an der Situation verzweifeln – und sie viel länger und intensiver leiden als nötig. Das Gefühl, vom Leben ungerecht behandelt zu werden, kann es erschweren, der Depression und ihren Auswirkungen mit Akzeptanz und Offenheit zu begegnen. Das führt auf Dauer fast zwangsläufig zu Groll – und der wendet sich mit seiner destruktiven Energie irgendwann gegen den Angehörigen selbst und begleitet ihn meist weit über die aktuelle depressive Phase des Partners hinaus.

Bleiben wir also schon aus Eigeninteresse bei dieser Ausgangsthese: Angehörige sind keine Opfer. Aber sie sind Teil einer Dynamik, die keine Rücksicht auf persönliche Grenzen nimmt und die mit ihrer durchdringenden Negativität und Schwere den Alltag von Familien, Partnerschaften und Freundschaften zu durchdringen und auf die Probe zu stellen weiß. Depression hat das Potenzial, Beziehungen und Partnerschaften massiv zu belasten und manchmal sogar zu sprengen. Je unbewusster und unwissender die Beteiligten dieser Dynamik und dem Wesen der Depression begegnen, desto anstrengender und schmerzhafter gestaltet sich das alltägliche Zusammenleben – und damit das Leben der Angehörigen an sich.

Und doch besteht Anlass zu Hoffnung und Zuversicht. Denn Angehörige müssen trotz all der Schwierigkeiten, die ihr Leben nun für sie bereithält, nicht über Gebühr leiden. Allerdings sollten sie dafür die Bereitschaft entwickeln, den Blick immer wieder auf sich selbst zu lenken, auf die eigenen Überzeugungen, Denkgewohnheiten und automatischen Verhaltensweisen und nicht allein auf die Situation des hilfsbedürftigen Gegenübers. Wenn Angehörige den Kontakt zu sich selbst wahren, zu ihren Bedürfnissen, Empfindungen und Kraftquellen, spüren sie wahrscheinlich den feinen Grat, der Mitgefühl von Mitleid unterscheidet. Und auch die Grenzen ihrer Verantwortung. Daran können sie sich orientieren und ihr Handeln ausrichten: im Tun, Nichttun und Akzeptieren.

Warum helfe ich? Wie helfe ich? Was bewirkt meine Hilfe? Und vor allem: Wie geht es mir dabei? Das bewusste Wahrnehmen und Hineinspüren in eine Situation, ohne vorschnell zu urteilen und zu verurteilen, kann erfolgversprechend sein in Zeiten der Depression. Wenn Angehörige diese Umgangsweise für sich zulassen, sie kultivieren und sich dabei mit Geduld und Nachsicht begegnen, erkennen sie vielleicht, dass niemand vor seinem Schicksal bewahrt werden kann. Denn jeder meistert sein Leben auf seine eigene Weise, mit seinen eigenen Lösungen und in seinem eigenen Tempo. Was wiederum ausdrücklich für alle gilt, auch für die Angehörigen.

Auf Basis dieser inneren Haltung bestehen reelle Chancen, dass Angehörige depressiv erlebender Menschen das sein können, was sie so sehr sein wollen: eine Stütze für einen geliebten Menschen, der in Not geraten ist.

Dirk Biermann

PS: Als ich mich den menschlichen und den zwischenmenschlichen Dimensionen der Depression zuwandte, führte mich das recht schnell zur Frage der exakten Formulierung. Wie benennt man eigentlich einen Menschen, der an einer Depression leidet? Der Kranke? Die Depressive? Der Gestörte? So als hätten die Symptome der Depression Besitz vom Wesen des Menschen ergriffen?

Die Depression ist eine behandlungsbedürftige Erkrankung – und doch unterscheidet sie sich erheblich von einer Lungenentzündung, einer Bronchitis oder einem Rückenleiden. Sie ist in ihrem gesamten Wesen verwirrend vielfältig und damit schlecht greifbar. Depression äußert sich körperlich und ist dennoch weit mehr als ein organischer Defekt. Sie äußert sich auf der seelischen Ebene und ist dennoch weit mehr als eine psychische Störung. Eine einheitlich für alle geltende Behandlung sucht man vergeblich. Eine vorschnelle und unreflektierte Einordnung der Menschen, die unter Symptomen einer Depression leiden, kann in meinen Augen deshalb drei unheilvolle Auswirkungen haben:

1. Sie steckt den Menschen in die Schublade mit der Aufschrift „psychisch krank". Eine konkrete Beschreibung von Krankheitsbildern ist hilfreich, denn das schafft Klarheit und ermöglicht eine zielgerichtete Behandlung. Die Bezeichnung „psychisch krank" halte ich im Zusammenhang mit Depression jedoch für viel zu ungenau. Sie reduziert ein komplexes und in den Anfängen sogar natürliches Zusammenspiel innerer und äußerer Vorgänge auf zwei Wörter, denen in unserer Gesellschaft nach wie vor ein Makel anhaftet. Mit erheblichen sozialen Folgen: Viele Menschen haben ein Leben lang mit der Zuschreibung, „psychisch krank" zu sein, zu kämpfen und leiden teils erheblich darunter. Sie strengen sich an und kommen doch nicht wieder heraus aus dieser ihnen einmal zugewiesenen Schublade.
2. Es trennt die Menschen voneinander und festigt Rollenerwartungen. Hier „die Gesunden", dort „die Kranken", hier „die Helfer" dort „die Hilfsbedürftigen". Der Einfluss des alltäglichen Miteinanders bei der Aufrechterhaltung und Verschärfung depressiver Symptome wird mit diesen Formulierungen schlicht ignoriert. Ebenso, dass eine Depression immer auch soziale Aspekte hat und dass diese in vielen Fällen sogar Auslöser für eine Depression sein können. Zum Beispiel bei lang anhaltendem Beziehungsstress oder Mobbing. Die systemische Sicht auf die Dynamik der Depression lehrt uns, den Blick weiter werden zu lassen – und so den „Erkrankten" als Symptomträger eines ins Ungleichgewicht geratenen Systems zu verstehen, zum Beispiel der Partnerschaft, der Familie oder auch des Unternehmens. Dies gilt für die Auslöser, aber besonders für die Aufrechterhaltung und Chronifizierung depressiver Symptome. Unreflektierte Zuschreibungen verlagern das Problem aller radikal auf den Einzelnen. Zudem versorgen nicht hinterfragte Rollenzuschreibungen die Depression mit immer neuer Nahrung – sogar lange Zeit nach Abklingen der akuten Symptome.

3. Es begünstigt den psychologischen Effekt einer sich selbst erfüllenden Prophezeiung und kann dauerhaft das Selbstbild eines scheinbar unvollkommenen, nicht genügenden und problembehafteten Menschen prägen. Es ist eine grundlegende menschliche Eigenart, die Wahrnehmung der Realität auf Grundlage der persönlichen Überzeugungen und Selbstbewertungen zu filtern und im weiteren Verarbeitungsprozess entsprechend zu denken und zu fühlen. Je unbewusster dies stattfindet, desto unheilvoller können die Auswirkungen sein. In Zeiten der Depression erhält diese Dynamik eine durchgehend destruktive Färbung. So liegt es auf der Hand, inwiefern Zuschreibungen wie „die Depressiven", „die Kranken" oder „die Gestörten" das Selbstbild beeinflussen und den Heilungsprozess behindern oder sogar lahmlegen können.

Depression ist ein Zustand von unbestimmter Dauer und wechselnder Intensität, der sich auf verschiedene Aspekte des menschlichen Erlebens und Empfindens auswirkt sowie auf viele Körperfunktionen. Das Denken ist zäher, die Konzentration eingeschränkter und der Antrieb reduzierter. Schwere und Verlangsamung prägen die körperlichen Vorgänge und die Gefühlswelt. Viele dieser Aspekte beschreiben ein verändertes Erleben der äußeren und inneren Wahrnehmung. Wir Menschen neigen zu einem solchen Erleben, wenn wir mit gewissen Situationen konfrontiert sind. Manchmal initiiert es unser Organismus auch ganz von allein und vollzieht damit eine beeindruckende Anpassungsleistung, um das Gleichgewicht eines aus dem Takt geratenen Systems wiederherzustellen. Anfängliche depressive Symptome sind in ihrem Ursprung und von ihrer grundsätzlichen Bedeutung keine Krankheit, sondern eine Antwort auf ein organisches Ungleichgewicht oder die Reaktion auf eine akute psychische Ursache. Deshalb sollten wir dringend unterscheiden lernen: erstens zwischen einer depressiven Stimmung, die von allein entsteht als Ergebnis dieser natürlichen Anpassung an eine schwierige psychische oder

körperliche Situation. Und zweitens den tief ins menschliche System hineinreichenden komplexen und behandlungsbedürftigen Vorgängen einer mittelschweren oder gar schweren Depression mit ihren chronisch gewordenen Symptomen.
Verallgemeinernd können diese Vorgänge selbstverständlich in ihrer Gesamtheit als krankhaft bezeichnet werden, und es würde die Lesbarkeit eines Textes wohl erleichtern, doch die geschilderten Tendenzen zur Stigmatisierung wiegen zu schwer. Zudem zementiert es einen Zustand, der von seinem Wesen und in seiner Intensität unstet ist. Deshalb vermeide ich vereinfachende Zuschreibungen wie der „Depressive" und nutze durchgehend die Umschreibung „Menschen mit einem depressiven Erleben".

Angst und Panik können nahe Verwandte des depressiven Erlebens sein. Sie entwickeln sich manchmal in der Folge einer Depression oder sind deren Ursache und stehen im Grunde im Mittelpunkt des Erlebens. Um die Lesbarkeit des Textes auch in dieser Hinsicht zu wahren, belasse ich es bewusst beim allgemeinen Begriff „Depression". Wohl wissend, dass Angst- und Panikstörungen ihre ganz eigenen Herausforderungen mit sich bringen.

Der Begriff „Angehörige" bezieht sich je nach geschilderter Situation auf Ehe- oder Lebenspartner, Eltern, Kinder, Großeltern, Freundinnen oder Arbeitskollegen. Jeder sollte sich so angesprochen fühlen, wie es inhaltlich passt. Wenn an einer Stelle des Buches zum Beispiel vom Partner die Rede ist, kann damit der direkte Lebenspartner gemeint sein, aber auch die Freundin oder ein Elternteil. Stets alle erdenklichen Rollen aufzuzählen brächte zu viel Durcheinander in den Text.

EINLEITUNG:
Im Schatten der Depression

Fast drei Jahre hielt ich durch. Doch dann erwischte es mich. In einer Situation, die ich mir so niemals gewünscht hätte und die mir noch heute, einige Jahre später, unangenehm ist. Es war ein Sonntag im Oktober. Ich war Teil einer ausgelassenen Runde auf einem Fest mit mehr als hundert Gästen. Die Musik schmetterte durch den Saal, es wurde getanzt und viel gelacht. Ich stand mittendrin in dieser fröhlichen Menge – und bekam einen Nervenzusammenbruch.

Wie aus dem Nichts flossen die Tränen. Nicht verstohlen mit feuchten Augen oder mit Tränen, die langsam die Wangen hinabrinnen, sondern mit einer Intensität, als sei eine Druckleitung geborsten. Die Tränen schossen nur so aus mir heraus, begleitet von tiefem Zittern und erfüllt von einem einzigen Gedanken in Endlosschleife: Ich kann nicht mehr.

Ich war hilflos in dieser Situation. Zum Glück erkannte ein guter Freund die Lage und schützte mich vor den neugierigen Blicken. Diese waren unweigerlich auf mich gerichtet: ein erwachsener Mann mit einem Heulkrampf, während drum herum die Feier des Jahres steigt.

Von diesem Tag an änderte sich viel. Ich konnte die Symptome der Erschöpfung, die mich schon seit einigen Monaten aufsuchten, nicht länger ignorieren. Nicht die beklemmenden Gefühle in der Straßenbahn, nicht die Schweißausbrüche in der Schlange an der Supermarktkasse, nicht das nervöse Zittern der Hände, wenn ich auf der Autobahn ansetzte, einen Lkw zu überholen, und auch nicht die zunehmenden Schlafstörungen – das Nicht-einschlafen-Können, weil die sorgenvollen Gedanken einfach keine Ruhe geben wollten. Ich war seit drei Jahren der nahe Angehörige eines Menschen mit depressiven Symptomen,

Angst- und Panikattacken – und mit meinen Kräften am Ende. Ich war keine Hilfe mehr, ich brauchte selbst welche.

Um es ausdrücklich zu betonen: Mir ist bewusst, dass die an Depressionen leidenden Menschen in erster Linie betroffen sind. Doch Depression – und erst recht die möglicherweise begleitende Dynamik von Angst und Panik – wirkt sich auf alle Beteiligten aus. Und so kann sich im Schatten der Depression bei nahen Angehörigen ein Zustand entwickeln, der lange Zeit unbeachtet bleibt und der auf seine Art überfordern und krank machen kann.

So wie mir damals geht es vielen Menschen, deren Partner, Eltern, Kinder oder enge Freunde an Depressionen leiden. Heute weiß ich das, früher dachte ich, ich sei mit diesem Schicksal allein. Heute weiß ich auch, dass ich damals die klassischen Phasen durchlebt habe, die fast alle Angehörigen durchmachen. Vor der Diagnose prägen Irritation und Missverständnisse das Zusammenleben. Nach der Diagnose ist die Unsicherheit zwar weiterhin groß, doch meist überwiegt das Verständnis für den geliebten Menschen. Kreative Hilfsbereitschaft geht Hand in Hand mit Unwissenheit und Selbstüberschätzung. Das öffnet die Hinterpforte für den Raubbau an der eigenen Gesundheit. Obwohl man sich als nahestehende Bezugsperson so sehr bemüht und in dieser Rolle so großen Einfluss zu haben scheint, will die Situation einfach nicht besser werden. In seiner Hilflosigkeit reagiert man mit „immer mehr vom selben“: mehr Kampf, mehr Anstrengung, mehr Sorge, mehr Kontrolle, mehr Tun. Die Stimmung leidet zusehends. Gereiztheit und Ungeduld drängen nach vorn und kündigen die Erschöpfung an.

Rückblickend betrachtet, weiß ich um die Fehler, die ich in meinem Wunsch zu helfen begangen und die mich in kleinen Schritten aber dennoch wie auf Schienen in die Erschöpfung geführt haben. Dass ich diese sogenannten Fehler aus Unwissenheit gemacht habe und dass es sich bei ihnen meist um klassische Irrtümer handelte und weniger um ein persönliches Verschulden,

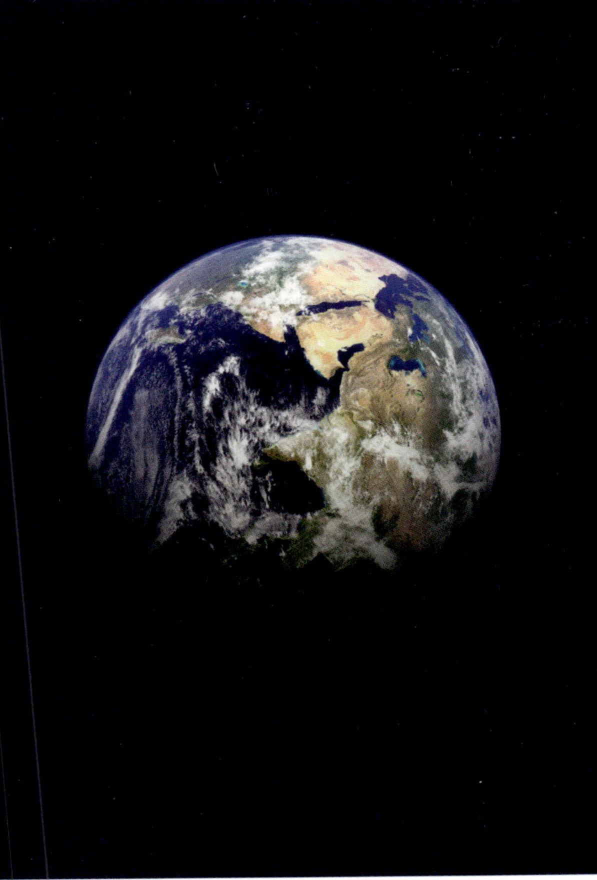

Foto aus dem Buch *Warum uns der Klimawandel an innere Grenzen bringt* von Richard Stiegler © NASA Goddard Space Flight Center Image by Reto Stöckli versöhnt mich in der Rückschau mit mir selbst, macht das Erlebte aber nicht weniger schmerzhaft.

Fehlendes Wissen über das Wesen der Depression gaukelt Angehörigen vor, sie könnten die Situation kontrollieren. Ein lieber Mensch, dem man sich sehr verbunden fühlt, leidet. Das will man nicht und möchte es ändern. Das ist nachvollziehbar und zutiefst menschlich. Und gleichzeitig sehr kompliziert. Angehörige und Freunde können gewiss eine Zeitlang Stütze sein für einen anderen Menschen und in akuten Situationen Hindernisse aus dem Weg räumen, doch leider hat niemand die Macht, das Leiden eines anderen Menschen aufzulösen. Aus Unwissenheit können enge Bezugspersonen die Symptome der Depression sogar nähren, anstatt das Leid ihrer Lieben zu lindern. Einfach schon indem sie zu viel tun.

Auch ich war von dem innigen Wunsch getrieben, dass alles wieder gut sein soll. So wie früher. Und dass ich es „in Ordnung bringen" kann. Ich müsse mich nur genügend anstrengen, lautete die Überzeugung, die mein Tun und meine Lösungswege steuerte. Dass es nicht an mir liegt, irgendetwas bei einem anderen Menschen wieder in Ordnung zu bringen oder zu reparieren, lernte ich erst mit der Zeit. Ebenso, wie heilsam und stärkend das Zusammenspiel von Mitgefühl und Selbstfürsorge wirken kann und dass Akzeptanz keineswegs mit Gleichgültigkeit und Egoismus zu verwechseln ist.

Die Ausführungen in diesem Buch basieren im Kern auf eigenen Erfahrungen. Und doch ist es weit mehr als eine persönliche Lebensgeschichte. Entstanden ist es nach Gesprächen mit depressiv erlebenden Menschen und ihren Angehörigen, ergänzt um Gedanken und Impulse zu verschiedenen Aspekten der Gesundheits- und Krankheitslehre, der Seelenkunde und der Lebensführung. Tragende Säulen sind die Anregungen einer auf Achtsamkeit, Mitgefühl und Selbstfürsorge basierenden Haltung dem Leben gegenüber. Entsprechend sind die hier aufgeführten Beispiele keine persönlichen Erlebnisse, die ich exakt so gemacht habe, sondern beschreiben generelle und oft geschilderte Erfahrungen, die sich wie diverse rote Fäden durch die Erlebnisberichte von Angehörigen ziehen – und die auch ich meist sehr gut kenne.

Mein besonderer Wunsch ist es, mit diesem Buch die zwischenmenschlichen Ebenen des Miteinanders zu beleuchten und den Blick dabei bewusst auf die Rolle der Angehörigen zu lenken. Dies wird meiner Meinung nach bislang immer noch unzureichend getan. Wie erlebt ein Mensch die anspruchsvolle Lebensphase einer Depression aus seiner individuellen Sicht tatsächlich? Als naher Angehöriger, als Partnerin, als Freund? Wie wirkt sich das depressive Erleben im Kontakt miteinander aus? Wie verändert es den Alltag? Wie prägt es den Umgang zwischen Lebenspartnern und in der Familie? Warum ziehen sich Freunde nach einer ersten Welle der Hilfsbereitschaft häufig erschreckt und ratlos zurück? Und warum sind Tipps von der Stange, wie man als Angehöriger zu sein hat und wie nicht, zwar gut gemeint, aber oft wenig hilfreich und manchmal sogar zusätzlich belastend?

Um Antworten auf Fragen wie diese zu erhalten, schildere ich in den Kapiteln von Teil 1, wie sich der Alltag in Zeiten der Depression gestaltet, verändert und was daran konkret so schwierig sein kann. Also eine Art ungeschminkter Blick auf die subjektive Lebensrealität von Angehörigen, um auf dieser Basis tragfähige Möglichkeiten zu beschreiben, die helfen können, mit der schwierigen Situation zurechtzukommen.

Gedanken zu grundlegenden inneren Einstellungen gegenüber Krankheit und Leid prägen Teil 2. Ich verstehe diese Ausführungen als Einladung für einen offenen und mutigen Blick auf das, was wir „Depression" nennen. Dabei geht es auch um die Praxis der Achtsamkeit und darum, was sie bewirken kann. Ein vergleichsweise kurzes Kapitel trägt den Titel „Ein bedeutsamer Unterschied: Warum Mitgefühl heilsam wirkt – und Mitleid nicht". Es ist vielleicht das wichtigste.

In der Praxis erprobte Gedanken münden in Teil 3 im Kapitel „Vom Tun-Können und Besser-bleiben-Lassen: Ideen für den Alltag". Vielleicht nehmen Sie beim Lesen dieser Anregungen das ein oder andere Augenzwinkern wahr. Das ist gewollt.

Ist dieses Buch damit ein Ratgeber? Vielleicht auch. Vorrangig aber geht es um die Idee, dass Angehörige ihrem Selbstverständnis mehr Aufmerksamkeit schenken, wie sie mit der Not des „anderen" und mit ihrer eigenen Not umgehen wollen. Und Depression auf dieser Grundlage als eine Erkrankung verstehen, die behandelt werden kann und unbedingt behandelt werden sollte, aber diese nicht allein als einen medizinischen Defekt betrachten, für den es eine sofortige Reparaturlösung gibt. Depression beschreibt in der Summe aller Symptome ein vielschichtiges und sich ständig veränderndes menschliches Erleben, das für seine Heilung Verständnis und Zeit benötigt und vielleicht sogar eine gesunde Funktion sowie einen Sinn haben könnte. Oder hatte – bevor es erstarrte.

Damit können die hier geschilderten Gedanken auch als eine Einladung verstanden werden, das depressive Erleben des Partners nicht ausschließlich als ein externes Problem eines anderen Menschen zu sehen. Depression ist ausgesprochen komplex, es ist auf Ursachenebene individuell und in den Auswirkungen stets auch ein soziales Phänomen. Es ist eine Dynamik, die wenig lässt, wie es ist, die den Wandel und die Aufforderung zum persönlichen Wachstum in sich trägt. Depression berührt die Persönlichkeit aller Beteiligten. Bewusst oder unbewusst. Ob man sich dafür öffnen mag oder nicht.

TEIL 1

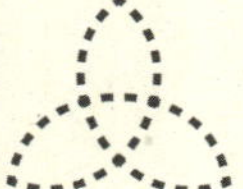

Sehen, wie es ist

ALLES, WAS ICH MACHE, IST FALSCH:

Angehörige und die Ohnmacht der Gefühle

Woran erkennt man eine Depression? Warum entsteht sie? Was hält sie aufrecht? Und wie kriegt man sie wieder weg? Fragen wie diese erhalten in einem durchschnittlich gesunden Leben meist wenig Raum. Warum auch? Das Thema „Depression" ist dunkel und geheimnisvoll und entzieht sich damit den Alltagswünschen nach leichten, nicht zu tief reichenden Gesprächen. Wenn die Depression an die eigene Haustür klopft oder an die eines nahestehenden Menschen, ändert sich die Situation jedoch grundlegend. Dann führt dieses fehlende Wissen zu einer Menge Leid. Und das oft für lange Zeit. Denn wenn die vielfältigen körperlichen Beeinträchtigungen, die sich meist am Anfang einer depressiven Episode melden, nicht mit den Veränderungen des inneren Erlebens in Zusammenhang gebracht werden, wird die Depression falsch oder gar nicht behandelt. Dies verzögert den Behandlungsbeginn und damit den Heilungsprozess.

Manchmal werden die depressiven Symptome zwar erkannt, aber verschleiert und verheimlicht – aus Sorge, damit persönlich nicht klarzukommen, oder aus Angst vor den Reaktionen der Umwelt. Aus Unkenntnis werden depressive Symptome auch mit Charaktereigenschaften gleichgesetzt. Das macht das zwischenmenschliche Miteinander so kompliziert und anstrengend. *Du bist immer so erschöpft, so negativ und gereizt, immer hast du was, ich komme gar nicht mehr an dich heran*, monieren Angehörige und wenden sich ab. Dabei sind es die typischen Symptome einer bislang unerkannten Depression, die diesen irreführenden Eindruck bewirken können.

Informationen, wie die Symptome einer Depression das tägliche Miteinander beeinflussen, sind für Angehörige oft entscheidend, um das veränderte Verhalten des depressiv leidenden Partners korrekt einordnen zu können. Das kann verhindern, dass sie Schlüsse ziehen, die sie so nicht gezogen hätten, wenn sie um die Grundregeln des depressiven Erlebens gewusst hätten.

Aufseiten der direkt betroffenen Menschen kann die weitverbreitete Unwissenheit zum Wesen depressiven Erlebens zu einer jahrelangen Odyssee durch Allgemein- und Facharztpraxen führen. *Irgendwie müssen die körperlichen Symptome doch erklärbar sein. Der nächste Arzt wird die Antwort kennen.* Dass es etwas Psychisches sein könnte, wird häufig nicht erkannt und darüber hinaus nicht gern gehört. Die gesellschaftlichen und auch die eigenen Vorurteile gegenüber einer psychischen Erkrankung sind noch immer enorm.

Anfangs ist das Verständnis groß

Ist eine Depression erst diagnostiziert, sind die Unterstützungsangebote aus der Familie, von Freunden und Kollegen oft verständnisvoll und einfallsreich. Und dabei teils von Selbstüberschätzung geprägt. *Wenn mein Partner von allein keine Lebensfreude mehr spürt, dann sorge ich eben dafür. Ein Strauß Blumen, der Sauna-Gutschein oder ein Wochenende in einem Romantik-Hotel auf dem Land haben doch immer geholfen.* Mit einem Dicke-Freundinnen-Paket im Wellness-Hotel ist einer Depression aber nicht beizukommen. Eine Urlaubsreise verschärft die Symptome, statt sie zu lindern. Mitleid kommt auf. Und das im wahrsten Sinn des Wortes: Angehörige leiden mit den Betroffenen mit.

Da Angehörige als sogenannte Gesunde über genügend Antrieb und Lebenskraft verfügen – und meist ohnehin nicht wissen, wie sie mit der Situation umgehen sollen –, stürzen sie sich in Aktionen und unterstützen ihre kraft- und antriebslosen Partner auf allen Ebenen. Sie meinen es gut und übernehmen immer mehr Aufgaben. *Lass mich machen, komm du erst mal wieder zu Kräften.* Gleichzeitig engagieren sie sich emotional und machen ihren Partnern immer wieder Hoffnung.

In dieser Phase leben Angehörige und Freunde permanent in einer Zwickmühle. Ärzte und Psychologen warnen zwar ausdauernd davor, eine therapeutische Rolle einzunehmen, doch als direkte Bezugspersonen sind sie meist derart intensiv an der Dynamik der Depression beteiligt, dass sie unversehens in diese Position hineinrutschen. Dabei nimmt die Unterstützung oft schleichend einen destruktiv gefärbten Charakter an, meist im Sinn eines *Ich weiß besser, was gut für dich ist.*

Konkrete Hilfe wird vom depressiv leidenden Partner zwar gewünscht, zugleich aber abgelehnt und manchmal sogar geblockt. Das irritiert, und oft wissen sich die Angehörigen nicht anders zu helfen, als das Kontrollnetz immer enger zu knüpfen. *Hält sie sich an meine Tipps? Nimmt er seine Medikamente?* Und schon verstricken sie sich in der unübersichtlichen Dynamik der Depression mit ihren typischen Nähe-Distanz-Problemen.

Zwei Faktoren machen es so schwierig:

1. Angehörige möchten ihren Partnern, Freunden oder Kollegen gern helfen und gleichzeitig der depressiven Stimmung am liebsten entfliehen.
2. Depressiv leidende Menschen suchen und fordern die Unterstützung ihrer Mitmenschen, hauptsächlich die der direkten Partner; sie scheinen jedoch alle Vorschläge abzulehnen.

Auf dem Boden der Hilflosigkeit gedeihen die ersten Zweifel

Der Verlauf einer beginnenden Depression kann dazu führen, dass sich die helfenden Angehörigen zunehmend hilfloser fühlen. Der eigene Anspruch an ein allgegenwärtiges Verständnis kann immer weniger aufrechterhalten werden, und irgendwann flüstern die ersten Zweifel: *Kann er nicht, oder will er nicht? Spielt sie mir was vor? Hat er sich im Nichtstun eingerichtet und fühlt sich damit im Grunde ganz wohl? Will sie nur mein Mitleid und genießt es, dass ich für sie springe?*

Anfangs finden diese Fragen in einem inneren Monolog statt und diskreditieren schleichend die Glaubwürdigkeit des Partners. Dann ist es oft nur noch ein kleiner Schritt, bis konkrete Vorwürfe auf den Tisch kommen: *Reiß dich endlich zusammen! Mach mir nichts vor, das ist doch alles Theater! Raff dich doch wenigstens dieses eine Mal auf! Du könntest, wenn du nur wolltest. Denk doch mal an die Kinder!*

Vorwürfe dieser Art sind unfair und werden der Realität der Depression mit ihrer grundlegenden biologischen und psychischen Verankerung nicht gerecht. Aber fast jeder Angehörige wird bestätigen, dass Gedanken wie diese irgendwann gedacht oder ähnliche Vorwürfe geäußert wurden. Nicht aus Bosheit, sondern weil die Situation so unübersichtlich und anstrengend ist. Vorwürfe wie diese sind Zeichen der inneren Not.

Hier zum Verständnis einige weitere ungeschminkte Zitate von Angehörigen:

- Er ist mir so fremd geworden.
- Diese wortlosen Stimmungswechsel sind furchtbar.
- Manchmal fing die Klagerei schon frühmorgens an, und ich war den ganzen Tag auf Trab, um ihn zu umsorgen. Dann wieder der totale Rückzug. Ich weiß nicht, was schlimmer ist.
- Ich muss alles dafür tun, dass es keinen Rückfall gibt. Noch eine Episode halte ich nicht aus.
- Es war so anstrengend, immer so zu tun, als hätte ich alles im Griff und wäre gut gelaunt. Das war ich aber nicht. Doch was sollte ich tun? Einer musste doch die Stimmung aufrecht halten.
- Ich habe Angst, dass er sich was antut.
- Und immer wieder musste ich Termine absagen, weil es ihr plötzlich nicht gutging. Irgendwann hatte ich gar keine Lust mehr, mich überhaupt noch zu verabreden.

- Ich weiß nicht, woher ich noch die Kraft für Verständnis nehmen soll.
- Mit der Zeit habe ich gelernt, dass seine Reaktionen und die ständige Ablehnung nichts mit mir zu tun haben, aber es ist so anstrengend, nichts auf sich zu beziehen. Und stimmt das überhaupt? Oder mache ich mir damit etwas vor?
- Und das Schlimmste ist: Alles, was ich mache, ist falsch.

Deutlich wird in diesen Aussagen die subjektiv erlebte Lebensrealität und wie vielschichtig die Themen, Gefühle und Gedanken sein können. Zusammenfassend kann man sagen, Angehörige haben in Zeiten der Depression viel zu tun, viel zu geben und viel auszuhalten:

- Viel zu tun: mehr Aufgaben im Haushalt und in der Familie, weil sich der Partner wegen seiner Schwächegefühle und seines Antriebsverlusts zunehmend zurückzieht. Hinzu kommen die Pflege der Außenkontakte, die Übernahme von Verantwortung für Familienangelegenheiten oder partnerschaftliche Belange sowie die Notwendigkeit, immer mehr Entscheidungen allein treffen zu müssen.
- Viel zu geben: zuversichtlich und verständnisvoll sein; motivieren und aufmuntern. Sich immer wieder der Unsicherheit stellen, ob man zu viel Unterstützung gibt oder zu wenig.
- Viel auszuhalten: die gedrückte Stimmung und die wortlosen Stimmungswechsel, überhaupt das wortlos-brütende Ausklinken des Partners aus dem gemeinsamen Leben; die Negativität und das Klagen; die Interesselosigkeit allgemein und auch an der Person des Angehörigen; die depressionstypische Ichbezogenheit; Suizid-Andeutungen oder gar ein konkret unternommener Suizid. Letztlich müssen Angehörige die Grenzen ihrer eigenen Möglichkeiten und Gefühle der Hilflosigkeit aushalten – und das auf Basis fast allgegenwärtiger Sorgen um den Partner, um die eigene Zukunft und die der Familie.

In der Summe kann dies zu Überforderung, Resignation und Erschöpfung führen – auch wenn natürlich nicht alle diese Aspekte gleichzeitig präsent sind und in jeder Beziehung gleich intensiv zum Tragen kommen. Und natürlich wurzeln Verhaltensweisen wie Gleichgültigkeit, Ichbezogenheit und Egozentrik nicht in der Person des Betroffenen selbst. Deshalb sind sie in diesem Zusammenhang keineswegs als Vorwurf zu verstehen. Es sind vielmehr Folgen eines Erlebenszustands, der immer mehr um sich selbst kreist und den Blick dabei zunehmend enger werden lässt. Depressiv erlebende Menschen sind nicht gleichgültig, ichbezogen und egozentrisch im Sinne einer Charaktereigenschaft, sie können sich infolge ihres depressiven Erlebens aber so verhalten. Dies gilt es unbedingt auseinanderzuhalten, um die Verbindung zueinander zu wahren.

Irritation auf allen Ebenen

In der Anfangsphase einer Depression sind Angehörige häufig unsicher. Alles, was dem depressiv leidenden Partner während dieser Phase hilft, kann für sie selbst zu einem Problem werden: da zu sein, obwohl wenig oder nichts darauf schließen lässt, dass die Anwesenheit und die Hilfe erwünscht ist; unterstützend zur Seite zu stehen, obwohl viele Vorschläge ablehnend bewertet werden oder überhaupt keine Reaktion kommt. Im Zusammenleben mit einem depressiv erlebenden Menschen gibt es leider niemanden, der einem sagt, was richtig und was falsch ist. Was an einem Tag gut klappt und verlockend glänzt wie der Stein der Weisen, kann am nächsten Tag schon wieder grundverkehrt sein. Versuch und Irrtum bestimmen die Tagesordnung.

Wobei die Irritationen und die Unsicherheit in der Anfangsphase der Depression nicht allein im Außen in der ungewohnten Hilfsbedürftigkeit des nahestehenden Menschen gründen. Die Diagnose Depression konfrontiert Angehörige mit unbequemen

Wahrheiten im Innern: mit den eigenen Vorurteilen und Schwierigkeiten im Zusammenhang mit psychischen Abweichungen. In diesem Buch ist zwar durchgehend von depressiv erlebenden Menschen statt von „den Depressiven“ die Rede, die emotional geprägten Gedanken klingen aber oft anders. Bewusst überspitzt formuliert: Plötzlich ist man ein Angehöriger eines Menschen, der nicht mehr wie gewohnt funktioniert und am Leben teilhaben kann. Angst vor Stigmatisierung kann hochkommen und sich mit eigenen Vorurteilen mischen. Gegenüber psychischen Abweichungen und Krankheiten generell, aber auch gegenüber einer therapeutischen Behandlung. Man hat zwar meist wenig Wissen darüber, was bei einem Psychologen oder Psychotherapeuten genau passiert, aber im Hinterkopf meldet sich das nebulöse Bild einer Wegsperr-Psychiatrie von vor fünfzig Jahren. *Bloß nicht ins Krankenhaus*, fordert die innere Stimme der Angst. *Was werden bloß die die Nachbarn sagen oder die Familie?*

Unbequeme innere Vorbehalte wie diese sind mit dafür verantwortlich, warum das Problem oft nicht nach außen getragen werden soll und schon die beginnende Depression beispielsweise zum Familiengeheimnis erklärt wird. Eine langwierige Rückengeschichte wirkt allemal weniger bedrohlich als die vermeintlich wissenden Blicke von Nachbarn und Kollegen. Dieses Verschleiern kostet viel Energie und macht einsam. Wer stets verheimlicht, hat für seine eigenen Sorgen selten ein natürliches Ventil. Dabei könnte das entlastende Gespräch unter vertrauten Freunden viel Positives bewirken.

Allerdings haben viele Menschen kaum Routine darin, über verändertes psychisches Erleben oder über psychische Krankheiten zu sprechen. Dabei zeigt die Erfahrung immer wieder: Wenn ich mich offenbare, offenbaren sich andere auch. Und da Depressionen – und auch Burnout – viel verbreiteter sind als angenommen, ist die Chance sehr groß, auf jemanden zu treffen, der damit bereits Kontakt hatte oder gerade hat. Der Mut, über die eigene Situation zu sprechen, kann das Stigma aufbrechen.

Leichter geschrieben als getan

Informationen über das Wesen der Depression können helfen, mit den ungewohnten Belastungen besser umgehen zu lernen. Doch gerade in der Anfangsphase der Depression stehen viele Angehörige vor einem alltagspraktischen Problem: Zeitnot erschwert es, dass sie sich mit den nötigen Informationen versorgen. Angesichts der vielen zusätzlichen Aufgaben bleibt kaum Luft für ein ausgiebiges Literaturstudium. Zudem wenden sich Informationen über Depressionen überwiegend an Betroffene. Literatur, die bewusst die Situation der Angehörigen beleuchtet, steht sehr viel seltener in den Regalen der Buchhandlungen. Und wer im Internet auf einer der zahllosen Seiten zum Thema „Depression" recherchiert, stößt meist auf die identischen Tipps: Grenzen setzen, soziale Kontakte pflegen, den Kranken nicht überfordern, aber auch nicht unterfordern. Diese flüssig formulierten Aussagen treffen zwar durchaus den Kern der Situation, aber sie sind deutlich leichter geschrieben als getan. Denn wann setze ich als Angehöriger Grenzen? Und wann ist es angemessener, zugunsten des Partners zurückzustehen? Kann die Verabredung mit den Freunden eingehalten werden, obwohl es dem Partner plötzlich nicht so gut geht? Das Zusammenleben mit einem depressiv leidenden Menschen gleicht einer Gratwanderung, auf der es keinen zuverlässigen Wegweiser gibt.

Angehörige geraten aus dem Blick

Im dynamischen Prozess der Depression wird die Situation der Angehörigen noch immer vernachlässigt. Sie geraten mit ihren eigenen Nöten, Sorgen und Belastungen schnell aus dem Blickfeld von Ärzten und Therapeuten, aber auch von anderen Familienmitgliedern und Freunden. Die Ansprüche lauten: Funktioniere, sei da, unterstütze, übernimm Verantwortung. Besonders von den direkten Angehörigen wird verlangt, stark zu sein, immer zur Verfügung zu stehen und die eigenen Bedürfnisse zurückzustellen. Warum auch nicht, möchte man meinen, denn die Angehörigen sind ja gesund, der Partner ist „der Kranke". Was viele Angehörige in diesem Prozess jedoch konkret erschöpfen lässt, ist, dass sich plötzlich alles nur noch um die Depression und das Befinden des Partners dreht. Sie haben für den erkrankten Partner da zu sein – wie sie das im Alltag schaffen sollen, bleibt außen vor und ihnen überlassen.

Das Miteinander-Reden sowie der wortlose Austausch über Gestik und Mimik bekommen in Zeiten der Depression eine ganz eigene Qualität. Je nach Tiefe der Depression des Partners berichten Angehörige davon, dass sie im Extremfall das Gefühl hatten, wie gegen eine Wand zu sprechen, dass der andere zwar körperlich anwesend war, aber nicht geistig. Im Grunde kommt diese Einschätzung der Realität sehr nahe. Der depressiv erlebende Mensch verliert während einer Episode phasenweise den Kontakt zu sich selbst, er spürt sich immer weniger. Doch wenn der Betroffene schon nicht mehr mit sich selbst kommunizieren kann, wie soll es dann mit einem Außenstehenden klappen? Angehörige sind mit der ungewohnten Situation konfrontiert, dass punktuell tatsächlich niemand da ist, mit dem sie in Kontakt treten können. So lässt sich Depression auch als eine Kontaktstörung verstehen, was wiederum viele Probleme im zwischenmenschlichen Zusammenleben nachvollziehbar werden lässt.

Gefangen zwischen Fürsorge und Kontrolle

Nach einem Gespräch mit einem depressiv erlebenden Menschen fühlt man sich oft wie ausgesaugt. All die Unterstützung, das Verständnis für die schwierige Situation und die aufbauend gemeinte Zuversicht scheinen wie in einem Fass ohne Boden zu versickern. Entfernte Bekannte, Freunde und Kollegen ziehen sich nach einer ersten Phase der motivierten Hilfsbereitschaft auch deshalb oft zurück, weil sie diesen Zustand weder begreifen noch aushalten können und einfach nicht mehr wissen, was sie noch tun könnten. All die gut gemeinten Tipps verpuffen einfach. *Auch der Entspannungs-und-Wellness-Tee vom letzten Geburtstag steht noch unberührt im Schrank.* Der familiäre Angehörige indes kann nicht einfach weglaufen. Er muss ausharren und bewegt sich oft ratlos zwischen den Polen der überfürsorglichen Schonung und der kritischen Kontrolle. Der zwiespältige Charakter vieler Botschaften des depressiven Partners verwirrt: *Hilf mir, aber lass mich bloß in Ruhe, du kannst nichts für mich tun.* Dieses „Komm her – geh weg" in der Kommunikation erzeugt bei Angehörigen irgendwann Gefühle von Hilflosigkeit und Ohnmacht, und das kann zum resignierenden Fazit führen: *Ich kann tun, was ich will, nichts hat Erfolg.*

Wie durch eine schwarze Brille

Parallel stecken die von der Depression primär Betroffenen in ihrer eigenen Negativschleife. Depressiv erlebende Menschen fragen viel, nehmen die Ratschläge aber oft nicht an. Je mehr Input die Bezugsperson gibt, umso größer scheint die Ablehnung. Viele Aussagen werden wie durch eine schwarze Brille wahrgenommen und so gedeutet, dass die negative Bewertung der Dinge Bestand hat. Das hat einen oft genannten Grund: Den schleichenden Verlust des ohnehin gestörten Selbstwertgefühls empfinden Menschen in Zeiten der Depression als besonders belastend, deshalb wollen sie sich nicht auch noch ihre persönlichen Sichtweisen nehmen lassen.

Das innere Erleben des Menschen ist während einer depressiven Episode von einem grundsätzlichen Wollen und gleichzeitigen Nichtkönnen geprägt. So beschreiben es die psychologisch geschulten Fachleute. Gut gemeinte Vorschläge gehen nach Ansicht der Betroffenen meistens weit an dem vorbei, worum es wirklich geht, was wirklich helfen könnte. Manchmal wirken die Vorschläge sogar bedrängend und erzeugen zusätzlichen Druck. *Als habe man nicht schon genug innere Not.* Davor muss man sich schützen. Andererseits werden manche Vorschläge von den direkt

Betroffenen zwar als hilfreich empfunden, können aber einfach nicht umgesetzt werden, weil schlicht die Kraft und die Motivation fehlen – Depression eben.

Diese Dynamik kann Außenstehende im Kontakt mit einem depressiv erlebenden Menschen in vielen kleinen Schritten zermürben. Wobei die Erfahrung zeigt, wie schwierig es für einen nicht depressiv erlebenden Gesprächspartner ist, sich depressiven Botschaften zu entziehen oder sich davon unberührt zu zeigen. Wir Menschen sind Wesen mit der Fähigkeit zur Empathie. Das wirkt in alle Richtungen.

Destruktives Pingpong

Die partnerschaftliche Kommunikation bewegt sich in depressiven Zeiten oft in eine negative und vor allem widersprüchliche Richtung. Daran hat niemand konkret Schuld, und doch sind alle daran beteiligt. Die Partner verstricken sich in einer Dynamik von Appell *(Hilf mir!)* und Mitleid *(Schatz, ich hole uns hier raus)*. Die depressionstypische Abweisung (gefühlt oder tatsächlich) erzeugt bei den Angehörigen Ärger und Erschöpfung. Was die depressiv erlebenden Menschen wahrnehmen und persönlich nehmen, ja, fast zwangsläufig persönlich nehmen müssen aufgrund der depressiven Eigenart ihres Erlebens. In der Folge ziehen sie sich noch weiter zurück. Die Angehörigen registrieren diese offensichtliche Zurückweisung sowie den weiteren Rückzug des Partners und halten sich daraufhin ebenfalls mehr zurück. Ein destruktives und von Sprachlosigkeit geprägtes Pingpong beginnt. Aus objektiver Sicht verdienen beide Seiten Verständnis. Jeder scheint recht zu haben aus seiner Sicht. Und doch hat jeder nur Anspruch auf fünfzig Prozent der Wahrheit.

„Du – immer – nie“

Diese negativ geprägte Kommunikation schleicht sich auf vielfältigen Wegen in den Alltag von Partnerschaften und Beziehungen. Der Grundton wird zunehmend kritischer, unter der Oberfläche vieler Bemerkungen brodeln Kritik, Vorwürfe und Gereiztheit. In fortgeschrittenen Fällen kann es zu Provokationen, abwertenden Bemerkungen und sogar zu offener Feindseligkeit kommen. In der praktischen Umsetzung hört sich das oft so an: *Du* bist so negativ. *Immer* bist du gleich so fordernd. *Nie* kannst du mir mal einen Gefallen tun. Dieser Dreiklang von „du – immer – nie“ erschwert jedes Miteinander. In Zeiten der Depression kommen diese Verallgemeinerungen verstärkt zum Einsatz, aber nicht aus Lust am Konflikt, sondern auch hier als Ausdruck einer inneren Not.

Kritik am Partner üben zu dürfen und zu können gilt als Kennzeichen einer gesunden und lebendigen Partnerschaft. Wohldosiert und bezogen auf den Einzelfall. Während einer depressiven Episode scheinen diese Schranken zu fallen. Vorwürfe werden verallgemeinert, statt sie konkret zu benennen. Anstelle des störenden Verhaltens wird die gesamte Person kritisiert. Eine durchdringende Negativität sucht und findet ihren Ausdruck in genervten Reaktionen per Mimik und Gestik – oder zeigt sich im Umkehrschluss durch mangelnde positive Aspekte wie Zustimmung, Lächeln oder zugewandtes Interesse.

Kritik wird immer indirekter ausgedrückt

Kritik wird in der menschlichen Kommunikation keineswegs immer direkt ausgedrückt, sondern kann verdeckt in kleinen Spitzen ausgeteilt werden. Hier eine zuckende Augenbraue, dort eine wegwerfende Handbewegung. Um Botschaften auf diese Weise auszudrücken, nutzen Angehörige unbewusst zunehmend die Gesellschaft mit anderen Menschen. In der Gruppe scheint es sicherer zu sein, einen Teil des erheblichen inneren Drucks loszuwerden, ohne eine erneute Reaktion des postwendenden Rückzugs beim Partner zu provozieren. Angehörige berichten durchgehend davon, dass sich der depressiv leidende Partner in Gesellschaft immer viel besser zusammenreißen kann. *Aber zu Hause lässt er sich dann gehen.* Dass der andere nur seine letzte Kraft zusammengekratzt hat und im geschützteren Rahmen dann zusammengebrochen ist, kann immer weniger gesehen werden.

Kritik ist in depressiven Beziehungen latent vorhanden und schwelt unter einer hauchdünnen Oberfläche. Fatal daran: Sowohl die Betroffenen als auch die Angehörigen reagieren zunehmend empfindlicher auf Vorwürfe, Kritik und Bewertungen. Die depressiv erlebenden Menschen, weil sie sich wenigstens noch den vorhandenen Rest an Selbstwertgefühl bewahren wollen, und die Angehörigen, weil es als nicht hinnehmbar scheint, Vorwürfe zu bekommen, obwohl sie sich bis an den Stehkragen aufreiben. Beide Partner versuchen, sich zu schützen, indem sie den anderen abwerten.

Es kann helfen, immer auch das Bedürfnis zu registrieren, das in einer Botschaft mitschwingt – und eben nicht nur den offensichtlich scheinenden Vorwurf herauszuhören und postwendend darauf zu reagieren. Sonst verfängt man sich schnell in einem Schuldscharmützel. Frei nach dem Motto: Ich bin nur so, weil du so bist. Das ist ohnehin einer der Hauptgründe für Partnerschaftskonflikte. In Zeiten der Depression führt diese Dynamik noch schneller als ohnehin in einen kommunikativen Irrgarten, in dem sich beide Partner lange Zeit verlieren können.

Der Ton macht die Musik

Die typische Widersprüchlichkeit im Umgang miteinander wird auch als „ambivalentes Verhalten" bezeichnet. Nach außen sind die Angehörigen zwar stets unterstützend präsent, aber wegen der beginnenden Erschöpfung agieren sie zunehmend unwillig – und drücken das mangels tragfähiger Alternativen immer häufiger indirekt aus. Man könnte auch sagen: Der Ton macht die Musik. Die beiläufig geäußerte Kritik wird schärfer und der Ärger verbal und nonverbal ausgedrückt. Hier ein missmutiger Gesichtsausdruck, dort ein eisiges Schweigen auf der Fahrt zum Friseur. *Hätte sie nicht wenigstens diesmal allein fahren können?*

Dabei möchten die Angehörigen gar nicht so abweisend sein, sie schaffen es nur immer seltener, Anspruch und Wirklichkeit miteinander in Einklang zu bringen. Schließlich dürften sie sich im Grunde gar nicht gehenlassen, fordert die Umwelt doch von ihnen, stets für die beeinträchtigten Partner da zu sein und Stärke zu zeigen. *Was hast du schon zu klagen? Er ist es doch, dem es schlechtgeht!*

„Die Depression" als alleiniges Thema

Der typische Kommunikationsverlauf in depressiven Beziehungen beginnt bei engagiert, geht über zu bemüht, wird ungeduldig und mündet in ambivalentem Verhalten. Die Angehörigen können diese kommunikative Einbahnstraße nicht dauerhaft mit Leben füllen und geben immer weniger Input. Sie werden schweigsamer, zurückhaltender und teilen weniger von sich mit. Stattdessen wird die Depression zunehmend zum alleinigen Gesprächsthema.

Auf der anderen Seite der Pingpong-Platte steht der depressiv erlebende Mensch mit seinen Selbstzweifeln, Klagen und einer oftmals grundlegenden Negativität zu vielen Aspekten des Lebens und der Zukunft. Komplettiert durch passiven Rückzug: Die Stimme wird leiser und monotoner, und es findet weniger Kontakt durch Blicke statt. In solchen Phasen reden die Partner oft aneinander vorbei. Wenn sie denn reden.

Anderen geht es auch so

Jedes Paar hat seine eigene Art zu kommunizieren. Im Sprechen wie im Schweigen. Eine negative Kommunikation wie hier geschildert findet häufiger statt, je stärker die allgemeine Unzufriedenheit mit der Beziehung empfunden wird – vor und während der Depression. Worüber die Fachwelt noch diskutiert, ist die Frage, ob die Auswirkungen einer Depression zur negativen Kommunikation führen oder ob die Depression vorhandene Tendenzen verstärkt und die negative Kommunikation dies belegt. Das erinnert ein wenig an eine dieser endlosen Henne-Ei-Diskussionen, und Angehörige dürfen sich zu Recht fragen, ob sie jetzt auch noch ein schlechtes Gewissen haben müssen, weil sie es nicht einmal mehr schaffen, vernünftig miteinander zu reden. Es geht hier jedoch um keine Schulddebatte. Die Erkenntnis „Ja, das ist bei mir auch so!“ kann entlasten, weil Betroffene und Angehörige merken, dass sie nicht allein sind mit ihren Problemen. Anderen geht es genauso, es ist vollkommen menschlich, diese Probleme zu haben.

Wünsche direkt formulieren

Durch Kommunikation gehen wir miteinander in Kontakt. Kommunikation kann sich angenehm anfühlen und für Wohlbefinden sorgen – oder beklemmend wirken. Belastend wird es meist, wenn die Mitteilung als Ventil missbraucht oder die Energie einer unausgesprochenen Erwartung mitgesendet wird. Dann tappt der Empfänger der Botschaft im Dunkeln und hat kaum eine Chance, adäquat zu reagieren.

Erwartungen zu haben ist zwar normal, problematisch wird es jedoch, wenn diese nicht klar ausgesprochen werden. Wobei der Gesprächspartner das Recht haben muss, eine an ihn gerichtete Erwartung ablehnen zu dürfen. Während einer Depression ist es für Angehörige besonders wichtig, Wünsche und Bedürfnisse offen und direkt zu formulieren, statt sie zusammen mit Vorwürfen oder mit einer kleinen kritischen Anmerkung zu maskieren.

Der Alltag hat seine eigenen Gesetze

Das Wissen, welche Regeln die menschliche Kommunikation prägen, kann den Alltag erleichtern. Theorien dazu gibt es reichlich. Manche dieser Tipps erweisen sich als wertvolle Quelle der Inspiration mit hohem praktischem Wert, andere sind zu kraftlos, um in der Wirklichkeit bestehen zu können. Zum Beispiel der immer wieder zu lesende Rat, Angehörige sollen sich sagen, dass die erfahrene Zurückweisung durch den depressiv erlebenden Partner nichts mit ihnen zu tun hat.

Auf der Ebene der individuellen Ursache stimmt das natürlich. Aber im täglichen Miteinander kann dieser Hinweis zu einem überhöhten Perfektionsanspruch führen. Denn jede Kommunikation mit einem von Depression betroffenen Menschen löst beim Gegenüber etwas aus – gewollt oder ungewollt, ob es moralisch sein darf oder nicht. Wer sich auf sein Gegenüber einlässt, ist Teil eines dynamischen, sich ständig weiterentwickelnden Geschehens. Während der Depression ist das meist unübersichtlich und kann deshalb anstrengend werden.

Wer das nicht akzeptiert, *weil es ja alles nichts mit mir zu tun hat,* distanziert sich und baut Mauern um sich herum, die immer weniger emotionale Nähe zulassen. Sich sein Gespür für die eigene Verletzlichkeit zu bewahren kann helfen, diesen Anspruch an Perfektion im Zaum zu halten. An manchen Tagen kann es sein, dass es einfach nicht gelingen möchte, souverän auf Zurückweisung und Vorwürfe zu reagieren. Sich dann verletzt zu fühlen ist allzu menschlich.

Mit vier Schnäbeln und vier Ohren

Eine der Theorien zur Kommunikation, die das Potenzial haben, auch in Zeiten der Depression nützlich zu sein, kommt von Friedemann Schulz von Thun. Der Kommunikationspsychologe aus Hamburg hat schon vor vielen Jahren das Modell der vier Schnäbel und der vier Ohren entwickelt. Er nennt es „das Kommunikationsquadrat". Stark zusammengefasst, geht es dabei um die Beobachtung, dass jede Kommunikation parallel auf vier Kanälen erfolgt. Demnach geben wir mit einer Aussage nicht nur eine Sachinformation preis, sondern unterschiedlich nuanciert auch Auskunft darüber, was wir von der Beziehung zu unserem Gesprächspartner halten, wie es uns selbst gerade geht und was wir als Ergebnis unseres Redebeitrags wünschen. Schulz von Thun nennt diese vier Kanäle „Sachebene", „Beziehungsebene", „Selbstkundgabe" und „Appell".

Beim Empfänger stößt die jeweilige Aussage mit ihren vier möglichen Ausdrucksebenen auf vier thematisch identisch geprägte Ohren. Diese sind je nach Situation und Stimmungslage unterschiedlich groß und weit geöffnet. Mal hören wir bevorzugt den Aspekt der Sachinformation heraus, mal die Kritik und den Appell, mal, was der Gesprächspartner über sich selbst aussagt, und mal, was das für unsere gemeinsame Beziehung bedeuten kann. Eingebettet sind diese Vorgänge in die Stimmung der gerade aktuellen Situation inklusive der Vorgeschichte, die die Gesprächspartner verbindet, sowie all der möglichen Erwartungen und Befürchtungen.

Diese Komplexität kann zu zahlreichen Missverständnissen führen. Und so geschieht es auch oft – was das Verständnis reifen lässt, dass es *die* eine richtige Art zu kommunizieren nicht gibt.

Nach innen und außen stimmig

Theoretische Modelle mögen erklären können, warum ein Gespräch gelingt oder missglückt. Wenden wir diese Überlegungen aber in der Situation zu direkt an, kann das schnell auf Kosten eines lebendigen, ehrlichen Austauschs gehen. Was die Stimmigkeit der Theorie jedoch nicht schmälert. Es ist dann eher ein Problem der verunglückten Umsetzung. Eine gelingende Kommunikation folgt keiner Rezeptsammlung und keinen vorkonfektionierten Handlungsanweisungen, sie weiß aber um die grundsätzlich wirkenden Regeln, die im Hintergrund präsent sind. Im Beispiel des Kommunikationsquadrats sind das die vier Schnäbel und die vier Ohren.

Wenn Angehörige bemerken, dass sie intensiv mit dem „Appell-Schnabel" kommunizieren, sie mit ihren Forderungen beim Gesprächspartner aber auf Granit beißen und allenfalls die Stimmung ruinieren, kann es hilfreich sein, bewusst innezuhalten und den Gesprächskanal zu wechseln. Und den identischen Inhalt zum Beispiel so zu formulieren, dass das Gegenüber auch einen Eindruck von der eigenen Stimmungslage gewinnen kann. Also bewusst in den Modus der Selbstkundgabe zu wechseln und von sich zu erzählen, statt Forderungen zu stellen oder eigene Bedürfnisse über kritische Bemerkungen auszudrücken. So fördert das Wissen um die Regeln der Kommunikation die Flexibilität und bietet Möglichkeiten, um miteinander in Verbindung zu sein und zu bleiben.

Noch eindrucksvoller kann ein Wechsel des bevorzugt empfangenden Ohrs sein. Wenn jede Bemerkung ein Vorwurf zu sein scheint, könnte das „Appell-Ohr" gerade viel zu weit geöffnet sein. Doch was will der Partner noch sagen? Vielleicht drückt er einen sehnlichen Wunsch in zu harsch geratenen Worten aus und kann gerade nicht anders. Ein eleganter „Ohr-Wechsel" mag dann zu einer deutlichen Entschärfung der Gesprächssituation führen und damit zu einer Stimmung, die mit weniger Spannungen auskommt.

AM LIEBSTEN WÜRDE ICH GAR NICHT MEHR AUFWACHEN: Depression und Suizid

Angst, Sorge und Verzweiflung sind groß, wenn ein Familienmitglied, der Partner oder ein Freund andeutet, dass er oder sie am liebsten gar nicht mehr aufwachen möchte oder nicht mehr da sein will. Das führt sehr häufig zu Sprachlosigkeit und großer Hilflosigkeit. Zwar ist nicht jeder depressiv leidende Mensch akut suizidgefährdet, aber Depression und Suizid als Folge der typischen Verzweiflung gehören eng zusammen. In Deutschland sterben jährlich etwa 10 000 Menschen durch Suizid. Davon haben mehr als die Hälfte unter Depressionen gelitten. Die Zahl der Suizidversuche soll sich pro Jahr zwischen 150 000 und 200 000 bewegen.

Immer ansprechen, wenn ein Verdacht besteht

Der wieder und wieder zu hörende Satz „Wer davon redet, sich umzubringen, macht es nicht" ist falsch. Jeder Hinweis auf Suizidgedanken oder -absichten ist in Zeiten der Depression sehr ernst zu nehmen. Die Regel Nummer eins lautet: immer ansprechen, wenn ein Verdacht besteht. Fragen Sie Ihren Partner, Freund oder Arbeitskollegen bei solchen Andeutungen ganz direkt: *Hast du Gedanken, dich umzubringen? Bedrängen dich Gedanken, dich umbringen zu müssen? Oder: Planst du, dich umzubringen?*

Wer redet, kann Druck ablassen. Suizidgedanken sind Ergebnis eines inneren Monologs, der von der typisch depressiven Art zu denken geprägt ist. Wenn diese Gedanken ausschließlich im Kopf des depressiv leidenden Menschen wirken, führen sie für die Person zu einem immer höheren Wahrheitsgehalt. Bis scheinbar unumstößlich festzustehen scheint: *Ich habe gar keine andere Wahl, als mich umzubringen.* Indem ein suizidgefährdeter Mensch konkret auf seine Gedanken oder Pläne angesprochen wird, kann dieser innere Gedankenkreisel aufbrechen, und es können neue Perspektiven entstehen. Reden entlastet.

Im optimalen Fall sollten suizidale Andeutungen weder tabuisiert noch bagatellisiert werden. Ablenkender Trost und der Hinweis auf die schönen Seiten des Lebens sind ebenfalls zu vermeiden. Die sieht der verzweifelte Mensch ohnehin nicht. Platte Beschwichtigungen oder die Aufforderung, dieses oder jenes doch mal positiv zu sehen, führen nur dazu, dass sich der depressiv schwer erlebende Mensch noch weiter zurückzieht.

Wenn der Eindruck bestehen bleibt, dass der Partner ernst zu nehmende Suizidgedanken hegt, sollte der Angehörige umgehend ein Gespräch mit dem behandelnden Arzt oder Therapeuten suchen. In sehr dringenden Fällen – abends, in der Nacht oder an Wochenenden – kann sich der Angehörige an den örtlichen Krisennotdienst wenden. Wer mit einem schwer depressiv leidenden Menschen zusammenlebt, sollte diese Telefonnummer stets parat haben. Jede Stadt und Gemeinde organisiert den Krisendienst vor Ort anders. Der behandelnde Arzt kennt sicher alle wichtigen Telefonnummern. Ansonsten hilft das Gesundheitsamt weiter. Wenn es wirklich sehr dringend ist, gibt es nur eine Alternative: sofort den Notruf 112 wählen.

Eine Ausnahmesituation für alle

Das Thema „Suizid“ bringt alle Beteiligten in eine Ausnahmesituation. Aufseiten der Angehörigen branden viele unterschiedliche Emotionen auf: Angst und Sorgen, aber auch Enttäuschung und Wut, dass der Partner so etwas sagen kann, ohne an den Angehörigen selbst, die Familie oder die Kinder zu denken. Fast alle Angehörigen berichten von dem Gefühl, dass ihnen der Boden unter den Füßen weggerutscht sei, als ihr Partner das erste Mal davon sprach, nicht mehr da sein oder am liebsten morgen nicht mehr aufwachen zu wollen. Dann fühlen sich Angehörige auf ein Nichts degradiert und fallen oft in ein tiefes Loch. Und sind sprach- und hilflos. Doch ausdrücklich zur Erinnerung: Der schwer depressiv leidende Mensch hat in dieser Situation die Verbindung zu sich selbst verloren – und damit die Verbindung zu nahestehenden Menschen. Diese Kontaktstörung ist die Depression. Deshalb dürfen Aussagen wie „Mich hält hier nichts mehr" nicht persönlich genommen werden. So schwer es auch fallen mag.

Die Möglichkeit, Suizidabsichten ansprechen zu können, stellt eine enorme Erleichterung für die Betroffenen dar. Dennoch gibt es keine Garantie für das Gelingen. Als Angehöriger zu denken, man könnte einen Menschen vor einem Suizid bewahren, ist trügerisch und die Übernahme dieser Verantwortung gleich mehrere Hausnummern zu groß. Die Rund-um-die-Uhr-Überwachung, die damit einhergeht, führt geradewegs in die Erschöpfung. Wer als Angehöriger das Gefühl hat, dass sich ein anderer Mensch etwas antun will, sollte die Verantwortung in dieser akuten Phase in die Hände professionell ausgebildeter Menschen legen. In die von Ärzten, Therapeuten oder den Fachleuten des Krisennotdienstes. Es kann sein, dass die Situation eine Einweisung ins Krankenhaus erfordert. Unter Umständen auch gegen den Willen des Betroffenen. Einen Angehörigen kann all das schnell überfordern.

Der Wunsch nach Ruhe

Der Weg in die Gedankenwelt eines möglichen Suizids ist stets das Ergebnis der individuellen Lebensgeschichte inklusive Krankheiten und belastender Lebensereignisse. Als Beweggründe werden oft der Wunsch nach Ruhe genannt, aber auch Rache und Enttäuschung oder Wut auf Lebensereignisse und auf Personen. In Zeiten der Depression dominiert oft der erwähnte Wunsch nach Ruhe. Nicht selten entpuppt sich ein Suizid indes als ein tödlich verlaufender Hilferuf. Deshalb ist die direkte Ansprache so wichtig.

Viele Angehörige fragen sich, ob man als Außenstehender eine typische Suizidentwicklung beobachten kann. Es gibt eine Theorie, die durchaus praktischen Wert hat. Demnach fühlt sich der Betroffene zunehmend eingeengt. Es zeigen sich immer mehr Probleme, für die es keine Lösungen zu geben scheint. Eventuell vorhandene Aggressionen auf Situationen, Ereignisse oder Menschen können nicht mehr ausgedrückt werden und kehren sich nach innen. Die ersten Suizidfantasien steigen auf. Anfangs lassen sie sich noch abweisen, aber mit der Zeit werden diese Gedanken immer drängender und bedrängender. Kurz vor der Umsetzung von Suizidplänen kommt es zu einer scheinbaren Phase der Besserung, Fachleute sprechen von der Ruhe vor dem Sturm. Diese scheinbare Besserung rührt daher, dass sich der Betroffene nach der quälenden Phase des „Soll ich, oder soll ich nicht?“ nun entschieden hat.

Die Schilderung dieser Theorie dient allein dem Hintergrundverständnis. Kein ungeschulter Angehöriger sollte dem Irrglauben verfallen, ein Suizidrisiko realistisch einschätzen zu können. Dies gelingt selbst Fachleuten manchmal nicht. Dennoch gibt es mögliche Hinweise, die auch Angehörigen als Anhaltspunkte dienen können und bei denen sie besonders hellhörig werden sollten, etwa

- bei konkreten Suizidhinweisen,
- wenn der depressiv leidende Mensch über den Tod spricht,
- wenn massiv Gefühle von Hilf- und Nutzlosigkeit geäußert werden,
- bei auffälligem Interessenverlust und emotionalem Rückzug,
- bei einem auffälligen und plötzlichen Wechsel zu Gelassenheit und Ruhe sowie
- bei waghalsigen Verhaltensweisen wie zum Beispiel beim Autofahren, bei Extremsportarten oder ausgedrückt durch extrem riskantes Sexualverhalten.

Weitere Anhaltspunkte sind Abschiedsbriefe, Testamentsänderungen oder wenn der depressiv leidende Mensch beginnt, systematisch seinen Besitz zu verschenken, oder ausgesprochen überraschend versucht, sich mit Menschen zu versöhnen, mit denen er lange und intensiv im Streit gelegen hat. Dies kann als Versuch gewertet werden, seine Angelegenheiten ordnen zu wollen. Wer eines oder mehrere Anzeichen davon erkennt, sollte direkt nachfragen und sich gegebenenfalls an ärztliche oder psychologische Fachleute wenden.

Vorsicht bei antriebssteigernden Medikamenten!

Medikamente können helfen, die Suizidgefahr zu senken. Spezielle Antidepressiva zum Beispiel wirken stimmungsaufhellend und damit antisuizidal. Wenn parallel zur depressiven Stimmung der für eine Depression typische reduzierte Antrieb medikamentös behandelt wird, ist jedoch besondere Vorsicht geboten. Denn antriebssteigernde Medikamente wirken schneller als stimmungsfördernde Präparate, die etwa zwei bis drei Wochen benötigen, bis sie ihre Wirkung konkret entfalten. Wenn ein Mensch in verzweifelter und hoffnungsloser Stimmung durch die antriebssteigernden Medikamente neue Motivation verspürt, könnte ihm genau das den Elan verschaffen, Suizidgedanken in die Tat umzusetzen.

Deshalb wäre es wünschenswert und im Grunde sogar notwendig, dass Angehörige von depressiv leidenden Menschen aktiver in zentrale ärztliche und therapeutische Behandlungsschritte eingebunden sind. Denn die Angehörigen sind es, die den Alltag begleiten und die jeweiligen Stimmungssignale bemerken. Ärzte und Therapeuten sehen bei der ambulanten und selbst bei der stationären Behandlung stets nur einen Ausschnitt.

Opfer von Suizid Dieses Buch thematisiert an verschiedenen Stellen, dass einige verbreitete Begriffe im Zusammenhang mit Depressionen vorschnell und zu unbedacht verwendet werden und damit von dem ablenken, was sich an persönlichem Leid hinter diesen Begriffen tatsächlich verbirgt. Der Begriff „Selbstmord" gehört dazu. Das Wort suggeriert, dass hier jemand einen vorsätzlichen Mord begeht. Das wird dem, was einem von Verzweiflung getriebenen Menschen in der Depression dazu bringen kann, seinem Leben ein Ende zu setzen, nicht gerecht. Wer schwer depressiv leidet, befindet sich in einem Ausnahmezustand, der zu Gedanken und Taten führen kann, die der Betroffene im nichtdepressiven Erleben vermutlich niemals denken oder ausüben würde. Schwer depressiv leidende Menschen sind Opfer, keine Täter. Deshalb begehen sie keinen Selbstmord, sondern werden Opfer von Suizid. Die Entscheidung, sich das Leben zu nehmen, zur Selbsttötung, seinem Leben ein Ende zu bereiten, sich zu suizidieren oder wie auch immer dieser Akt der Verzweiflung genannt wird, basiert auf den Auswirkungen der Depression. Es ist kein freier Willensakt. Das typische depressive, grüblerische Denken vermittelt jedoch den Eindruck, keine andere Wahl zu haben.

AUF DER SPIRALE IN DIE PASSIVITÄT:

Wenn Fürsorge ausufert

Wenn Menschen nach einer depressiven Episode sagen sollen, was sie während dieser Zeit als hilfreich empfunden haben, lautet die Antwort oft: „Dass jemand zuverlässig für mich da war. Dass jemand darauf geachtet hat, dass die Dinge weitergehen, dass Tagesroutinen eingehalten werden." Für Angehörige kann das zu einem Dilemma werden. Denn die unterstützenden Bezugspersonen werden mit einer Vielzahl von Aufgaben konfrontiert, die plötzlich zusätzlich zu bewältigen sind. Besonders die direkten Familienmitglieder: Wer kümmert sich um den Haushalt und die Kinder? Wer kauft ein? Wer kocht? Wer bringt den Wagen in die Werkstatt? Wer kümmert sich um die Bankangelegenheiten? Wer schippt an einem Wintermorgen den Schnee? Wer bringt die Katze zum Tierarzt? Und wer geht zweimal täglich mit dem Hund um den Block? Diese Liste ließe sich mit vielen Beispielen fortführen.

Hatte sich im Zusammenleben früher eine routinierte Arbeitsteilung etabliert, lasten nun viele dieser Aufgaben plötzlich mehr oder weniger auf einem der Partner allein. Dazu kommen die eigenen beruflichen und privaten Verpflichtungen. Zeit wird knapp, Eile und Hetze beginnen, den Alltag zu bestimmen. Anfangs kommen die meisten Angehörigen damit zurecht. Sie wollen helfen, weil sie den Menschen lieben oder mögen und nicht ertragen können, dass dieser leidet. Doch auf Dauer hält dies niemand aus. Nicht aus Schwäche, sondern weil die Belastung objektiv zu hoch ist.

Zu viel an Fürsorge und Schonung

Neben diesen offensichtlichen äußeren Herausforderungen zeigt sich ein zweites Dilemma, aber deutlich versteckter: Es gibt auch ein Zuviel an Hilfe, Fürsorge und Schonung. Wer seinem Partner mit übergroßer Hilfsbereitschaft alles abnimmt und ihn wie in Watte packt, trägt ungewollt dazu bei, dass sich die Symptome der Depression verstärken können und der Heilungsprozess schleppender verläuft, als es sein müsste.

Übergroße Fürsorge drängt den Betroffenen zusätzlich in die Passivität. Dort verharrt er depressionsbedingt ohnehin schon regelmäßig. An dieser Stelle greift der unbewusste Prozess des sekundären Krankheitsgewinns. Auf den ersten Blick ein sehr provokanter Begriff – aber mit hoher inhaltlicher Bedeutung für die Dynamik der Depression. Diese gestaltet sich so: Die Gesamtsituation ist zwar zunehmend quälend und belastend für den Betroffenen, aber immerhin erhält der leidende Mensch sehr viel Aufmerksamkeit und Unterstützung. In Zeiten der beginnenden Depression wirkt diese Zuwendung besonders wohltuend und wird unbewusst gepflegt. Der Betroffene verbleibt unbewusst (!) in der Rolle des Kranken und lässt sich über Gebühr unterstützen.

Und die Angehörigen machen tatkräftig und ebenso unbewusst (!) mit: Verdeckt das engagierte Tun doch den Blick in den Abgrund der eigenen Hilflosigkeit. Zudem kommt es auf Seiten der helfenden Angehörigen gleichfalls zu einer positiv wirkenden Verstärkung. Doch auch in diesem Fall mit einer unheilvollen Langzeitwirkung. Denn parallel zum sekundären Krankheitsgewinn kann sich eine Art sekundärer Helfergewinn entwickeln: Der Angehörige fühlt sich gebraucht. Er erlebt sich als zuverlässig und stark, und er erhält aus dem Umfeld wohltuende und bewundernde Rückmeldungen zu seiner Rolle als „starker Helfer“. *Wie du das nur aushältst, ich würde das nicht schaffen.*

Beide Reaktionsweisen sind zutiefst menschlich. Und doch verkomplizieren sie vieles.

Elementar für das Zusammenleben

Die unbewusst ablaufende Dynamik des sekundären Krankheitsgewinns ist elementar für das Zusammenleben. Deshalb lohnt sich ein ergänzender Blick auf die Hintergründe dieser Zusammenhänge: Depressives Erleben verändert den davon betroffenen Menschen in seinen Grundfesten. Je nach Tiefe der Depression kann der gesamte Organismus wie gebremst und verlangsamt sein. Depressiv erlebenden Menschen fällt das Denken schwerer, die passenden Worte fehlen, sie können sich immer schlechter konzentrieren und grübeln viel. Gedanken bewegen sich in Zeitlupe und wie im Kreis. Auch der Körper scheint sich dieser Verlangsamung anzupassen. Nicht nur, dass sich an verschiedenen Stellen undefinierbare Beschwerden zeigen, es fühlt sich auch vieles schwer und kraftlos an. Rückenschmerzen, Kopfschmerzen und Gefühle der Enge sind verbreitet. Bevorzugt in der Brust. Auf Gefühlsebene herrscht gleichfalls Stillstand. Die Depression scheint die Freude an Dingen, die früher wichtig waren, einfach zum Verschwinden zu bringen. Stimmungsschwankungen beeinträchtigen den Alltag zusätzlich. Freunde, Hobbys oder sportliche Aktivitäten werden zunehmend zur Nebensache. Selbst die Kontakte zu sehr lieben Menschen rufen immer weniger Resonanz hervor – von liebevollen Gefühlen für die eigene Person ganz zu schweigen.

Diese vielfältigen möglichen Symptome einer Depression können dazu führen, dass der Mensch, der darunter leidet, sich zunehmend zurückzieht und immer passiver wird. Er traut sich immer weniger zu und sieht sich zunehmend minderwertig. Wenn ihm jetzt noch jemand sogar das abnimmt, was er vielleicht noch selbst hätte erledigen können, verschärft sich diese ungünstige Spirale zusätzlich, und die Passivität durchdringt immer mehr Lebensbereiche. Das kann unter ungünstigen Umständen extreme Ausmaße annehmen, zum Beispiel dass der Betroffene morgens nicht aus dem Bett aufsteht oder sich zur gewohnten Körperpflege imstande sieht. Ein Angehöriger ruft diesen Stillstand durch seine Unterstützung natürlich nicht hervor oder löst ihn gar aus, doch eine übergroße Schonung nährt die depressiven Symptome ungewollt immer wieder aufs Neue.

Aber ausdrücklich wiederholt: Dies ist von allen Seiten ein unbewusster Prozess. Er wird keineswegs aktiv gesteuert oder gar gewollt. Diese Zusammenhänge zeigen aber auch, wie sehr ein Bewusstsein für die eigene Motivation als Helfer schwierige Situationen entschärfen kann, bevor diese zum grundlegenden Problem werden. Und wie wichtig es für Angehörige ist, unterscheiden zu lernen zwischen den auslösenden Faktoren für depressive Symptome und den Kräften, die eine Depression vertiefen.

Kompetenzen zurückgewinnen

Der Rückzug des depressiv leidenden Partners offenbart beim Angehörigen zudem eine innere Leere, die ungewohnt und beängstigend sein kann. In den meisten Beziehungen kommt es schließlich im Lauf der gemeinsamen Zeit auch auf den inneren Kompetenzfeldern zu einer Art Arbeitsteilung. Der eine ist für diese Themen zuständig, der andere für jene. Wo man einerseits Spezialist wird, beginnt man bei anderen Lebensthemen, Sachverstand abzugeben und schleichend zu verlieren. Wer kennt nicht das Klischee der Ehefrau, die sich nach der Trennung vom Partner von Bankgeschäften heillos überfordert fühlt? Darum hatte sich ja immer der Gatte gekümmert. Oder der Ehemann, der jahrelang keinen Supermarkt von innen gesehen hat und nun ratlos vor den Regalen steht und später vorm Herd.

Die Depression konfrontiert Angehörige mit zusätzlichen Aufgaben im Außen und mit ihrer über die Jahre erworbenen inneren Hilflosigkeit in manchen Lebensbereichen. Diese wird nun sichtbar. Wobei sich diese Hilflosigkeit durch den gesamten Lebensalltag ziehen kann und sich vielfältig ausdrückt. Wer war zum Beispiel in der Beziehung für die Pflege der Außenkontakte zuständig? Wer hat an die Geschenke für Geburtstage und Weihnachten gedacht? Und wer hat für ein gemütliches Zuhause gesorgt? Außen mehr Arbeit, innen Themen, die plötzlich vom Angehörigen selbst mit Leben gefüllt werden wollen – Gefühle der Überforderung können unter diesen Voraussetzungen Hochkonjunktur haben.

ANGEHÖRIGE UND BURNOUT:
Der Erschöpfung vorbeugen

Eine Depression nimmt sich rund um die Uhr ihren Raum. Nachts neben einem Partner zu liegen, der vor lauter innerem Druck mit den Zähnen knirscht, lässt den Angehörigen stundenlang wach liegen, von Sorgen durchdrungen: *Was kann ich nur tun? Habe ich genug getan? Wie lange wird das alles dauern? Wie soll ich das schaffen?* Hilflosigkeit, Unsicherheit und der große Wunsch, helfen zu wollen, aber nicht zu wissen, wie, dominieren und zehren an den Kräften.

Das häufige Ergebnis: Der eigene Energiepegel sinkt, es strengt zunehmend an, Verständnis und Zuversicht an den Tag zu legen. Das permanent vorhandene Gefühl, sich ausruhen zu müssen, geht auf das Konto sozialer Kontakte. Diese werden erst vernachlässigt, später eventuell ganz eingestellt. Die kräftigenden Gelegenheiten des Ausgleichs werden immer seltener, der Stress dafür wird zum täglichen Begleiter. Inklusive damit einhergehender Symptome, die vom depressiven Partner bereits bekannt sind wie Schlafstörungen, Rückenschmerzen und Reizbarkeit bis hin zu Angst- und Panikattacken.

Symptome einer Erschöpfung entwickeln sich schleichend über Monate und Jahre. Der Betroffene weiß nicht mehr, wann es überhaupt angefangen hat, ein Problem zu sein, und stuft sich selbst lange Zeit gar nicht als gefährdet ein. Viele Angehörige depressiv erlebender Menschen befinden sich dauerhaft auf der Einstiegsstufe der Burnout-Spirale.

Stressempfinden ist individuell

Dauerstress kann in die Erschöpfung führen. Nicht von heute auf morgen, aber wie auf einer Spirale mit steigendem Tempo. Für die Burnout-Dynamik gilt vieles, was auch für depressives Erleben gilt. Burnout und Depression sind zwar keineswegs identisch, aber irgendwann treffen sich beide Wege und können gemeinsam weiterführen. Im fortgeschrittenen Stadium kann sich aus einer Erschöpfungssituation eine Depression entwickeln.

Warum eine anstrengende Situation im Einzelfall ausufert, sodass daraus erst ein Erschöpfungszustand und später vielleicht ein depressives Erleben resultiert, ist von Mensch zu Mensch unterschiedlich. Eine belastende Situation oder ein belastendes Ereignis führt nicht automatisch bei allen Menschen zu identischen Reaktionen. Das hängt von vielen individuellen biologischen und psychologischen Faktoren ab, von früheren Erfahrungen und aktuellen Lebensbedingungen, von Reaktionsmustern sowie den persönlichen inneren Filtern der Bewertung, bestehend aus Vorstellungen, Erwartungen und Meinungen.

Wir alle wissen aus Erfahrung: Es gibt belastenden und es gibt leistungsfördernden Stress. Die dahinterstehende Dynamik speist sich stets aus zwei Komponenten:

1. dem Gefühl, dass etwas belastend wirkt, und
2. der Bewertung, ob sich diese Belastung mit den vorhandenen Möglichkeiten bewältigen lässt.

Die krank machende Burnout-Dynamik wird genährt, wenn Dauerstress auf fehlende Bewältigungsmöglichkeiten trifft. Hat ein Mensch die passenden Möglichkeiten, wie er mit einer Situation umgehen kann, ist es für ihn eine Herausforderung. Hat er keine, ist es belastender Stress, der krank machen kann. Dabei dürfen wir nicht allein von Umgangsweisen ausgehen, die das Problem aktiv verändern. Auch Akzeptanz ist eine Möglichkeit, um eine schwierige Situation zu bewältigen und den Stress zu reduzieren.

In ständiger Alarmbereitschaft

Dabei ist Stress grundsätzlich eine segensreiche Einrichtung der Natur und etwas Normales und Hilfreiches. Wir können dem Stress, der das Leben mit sich bringt, gar nicht entgehen, und der menschliche Organismus kommt in Maßen sogar überraschend gut damit zurecht.

Wird eine Situation von der Person als gefährlich oder belastend empfunden, signalisiert das Zwischenhirn dem Körper „Alarm!" und setzt ein ausgefeiltes System in Gang. Über den aktivierenden Teil des vegetativen Nervensystems, den Sympathikus, wird die Nebennierenrinde aktiviert, und in der Folge werden Botenstoffe in den Blutkreislauf ausgeschüttet. Diese Substanzen fungieren als Alarmsignal für viele verschiedene Organe. Das Herz schlägt schneller, der Blutdruck steigt, und in den Muskeln werden Glukose- und Fettreserven für einen kurzfristigen Energieschub bereitgestellt. Gleichzeitig werden psychische Funktionen aktiviert: Aufmerksamkeit, Entscheidungsschnelligkeit, Gedächtnis. Der zweite Teil des menschlichen Nervensystems, der für das Abregeln von Körperfunktionen zuständige Parasympathikus, auch „Ruhenerv" genannt, wird ebenfalls aktiv und bremst alles, was in der aktuellen Gefahrensituation unnötig ist, wie etwa Verdauung oder Sexualfunktionen. Parallel zu den nervlichen Vorgängen werden weitere Hormone ausgeschüttet, die die Alarmbereitschaft der Körperorgane zusätzlich unterstützen und später wieder hinunterregeln, um die aufgeputschten Organe in einer Erholungsphase zu regenerieren. Dann übernimmt der Nervenstrang des Parasympathikus wieder die Regie.

In der Burnout-Spirale bleibt der Organismus jedoch in ständiger Alarmbereitschaft. Denn es gibt immer neue Stressimpulse, was die natürliche Gegenregulation ausbremst und dauerhaft immer wirkungsloser macht. Bei sehr langen Stressphasen hat der Betroffene das Gefühl, überhaupt nicht mehr abschalten zu können. Rein biologisch betrachtet, ist diese Wahrnehmung korrekt.

Auslöser beseitigen, Auswirkungen relativieren

Eine Erschöpfungsspirale wie hier geschildert kann unterbrochen werden. Denn wir Menschen haben stets mehrere Möglichkeiten, auf bedrückende Situationen zu antworten. Grundsätzlich gesagt: Auslöser können beseitigt oder die Auswirkungen der Belastung relativiert werden.

Der Blick auf die Praxis zeigt, dass Angehörige von depressiv erlebenden Menschen objektiv mit erhöhten Anforderungen konfrontiert sind. Das sind Anforderungen, die meist nicht auf die Schnelle zu beseitigen sind. An dieser Schraube lässt sich also kaum drehen. Selbst die radikalste Lösung, die Trennung, dürfte eher selten vorkommen. Vorausgesetzt, die Partnerschaft ist intakt, verlassen wohl die wenigsten Angehörigen ihren Partner, weil dieser plötzlich ein Problem hat, auch wenn diese Schwierigkeiten tiefgreifend sein können. Ein anderes Bild kann sich ergeben, wenn niemand etwas von der Depression weiß oder sie nicht wahrhaben will: Dann trennen sich Paare, ohne die Hintergründe ihrer Probleme zu kennen.

Bleibt also der Ansatz, die Auswirkungen der Belastung zu relativieren. Oft wirkt es bereits entlastend, offen über die Situation zu reden und die Erschöpfung beim Namen zu nennen, statt die Symptome auf die körperliche Ebene zu reduzieren und zu verharmlosen. Angehörige merken meist ganz genau, dass sie zunehmend überanstrengt sind. Weil es aber tabu scheint, über Erschöpfung zu reden, und viele Betroffene gar nicht wissen, wie sie die Stresssituation ändern können, halten sie so lange durch, wie es eben geht. Informationen über die Gesetzmäßigkeiten, was bei Stress vor sich geht – im eigenen Körper und in den mentalen Welten der Gedanken und Gefühle – und wie Stress zu bewältigen ist, sind jedoch entscheidend, um eine Erschöpfungsspirale zu unterbrechen, bevor sich die Auswirkungen verselbstständigen.

Stress ist ein subjektiver Prozess, darum lässt er sich auch verändern. Aber nur schrittweise und vor allem indem wir unsere persönlichen Lösungen erkennen. Was bei dem einen hilft, kann beim anderen nutzlos sein. Am Anfang einer individuellen Stressbewältigung stehen deshalb immer Fragen wie: Welcher Stress gefährdet meine Gelassenheit und meine Gesundheit? Auf welcher Ebene kann ich dem Stress begegnen? Was ist im Moment machbar? Nicht alle Themen können zu jeder Zeit bearbeitet werden.

Was entspannt, hilft

Das Leben des Menschen findet in natürlichen Zyklen statt: Auf Anspannung folgen die Lockerung der Aktivität und die Ruhe. Bei diesem Wechsel handelt es sich um einen natürlichen, in der Regel fast unbemerkt ablaufenden Prozess. Es gibt eine Vielfalt natürlicher Entspannungsmethoden wie Dösen, Abschalten und Ausschlafen, aber auch Bewegungsaktivitäten wie Tanzen, Singen und Spielen. Und ganz besonders Lachen. Alles, was Freude bereitet und subjektiv Wohlbefinden erzeugt, entspannt. Diese Erkenntnis kann gar nicht ausgiebig genug gewürdigt werden.

Neben diesen kulturell und individuell geprägten Erholungspraktiken gibt es standardisierte Verfahren wie Autogenes Training, Progressive Muskelentspannung, Imagination sowie das weite Feld der Meditation. Hinzu kommen verschiedene achtsamkeitsbasierende Verfahren, die auf biologische, gedankliche und emotionale Vorgänge wirken und auf verschiedenen Wegen zu Entspannung und zu mehr Gelassenheit führen können.

An- und Entspannung sind natürliche Prozesse. Sie laufen ungefragt ab. Quasi als automatische Programme. Es gilt, diese Zustände bewusster wahrzunehmen, um nicht blind in die negativen Auswirkungen der Stressfalle zu tappen oder sogar in eine Erschöpfungsspirale zu schliddern. Auf den Punkt gebracht: Bewusstes Wahrnehmen von Gedanken, Gefühlen und Körperreaktionen erweist sich bei der individuellen Stressbewältigung als besonders wirksam.

„Wie geht es dir?“ – „Och, ihm geht es gerade nicht so gut!“

Angehörige können viel zur Verbesserung der Gesamtsituation beitragen, indem sie etwas für sich selbst tun und sich rechtzeitig mit Methoden anfreunden, die sie körperlich und geistig entspannen lassen. Aufkommende Erschöpfungszustände können so gemildert oder vermieden werden.

Um im Gleichgewicht zu bleiben, können auch Gespräche mit einem guten Freund oder einer Freundin helfen. Aber Vorsicht: Angehörige neigen dazu, die Situation des Partners in allen Einzelheiten zu beschreiben, ihre eigenen Nöte jedoch hintanzustellen. Weil von ihnen verlangt wird, stets stark zu sein, beginnen sie, sich und ihre Situation über das Befinden des Partners zu definieren. *Wie geht es dir? – Och, ihm geht es gerade nicht so gut!*

Dieser Prozess beginnt schleichend und verläuft meist unbewusst, er birgt aber zwei Gefahren:

1. Der Angehörige blickt nur auf die Situation des Partners und verliert so Schritt für Schritt den Kontakt zu seinen eigenen ursprünglichen Gefühlen und Bedürfnissen.
2. Jeder Mensch hat das Recht, selbst zu entscheiden, was er von sich erzählen will. Dies gilt selbstverständlich auch für depressiv leidende Menschen während und nach einer Episode. Unbeabsichtigt überschreiten Angehörige so die Autonomiegrenzen ihrer Partner und geben zu viele persönliche Dinge preis.

Schreiben entlastet

Darüber hinaus kann es hilfreich sein, angesammelte Wut und Ängste schriftlich zu formulieren, vor allem die Gefühle, die politisch nicht korrekt scheinen und für die man sich sogar ein wenig schämt. Das können Wut, Zorn und Aggressionen sein.

Sich diese Gefühle bewusst zu machen und ihnen Ausdruck zu verleihen, ohne sich aber von ihrer Energie fortschwemmen zu lassen, kann befreiend wirken und das Wohlbefinden und die Gesundheit fördern. Denn Emotionen auszudrücken senkt die Ausschüttung von Stresshormonen. Das funktioniert schriftlich genauso wie durch ein Gespräch.

Wer sich zur Methode des Schreibens hingezogen fühlt, kann zum Beispiel ein Tagebuch führen, einen Brief an sich selbst schreiben, an eine Freundin, an den depressiven Partner oder eine fiktive Person. Diese Briefe müssen, sofern sie sich an jemand Konkreten wenden, selbstverständlich nicht abgeschickt werden, es geht allein um den Ausdruck und die Anerkennung von belastenden Gefühlen und Gedanken. Anschließend können die Notizen zum Beispiel in einem persönlichen Ritual verbrannt werden. Dafür genügen schon eine feuerfeste Schale, ein geeigneter Platz auf dem Balkon, im Garten oder in der Natur sowie ungestörte fünf, zehn oder fünfzehn Minuten.

Ein solches Ritual folgt keiner festgeschriebenen Regel. Es kann persönlich gestaltet werden. Zum Beispiel so: Bringen Sie sich auf Ihre Weise in einen entspannten und konzentrierten Zustand, und lenken Sie Ihre volle Aufmerksamkeit auf Ihre Notizen und die darin geschilderten Gefühle. Akzeptieren Sie deren Existenz, und lassen Sie den Wunsch in sich wachsen, diese Gefühle anzuerkennen und loszulassen beziehungsweise so sein zu lassen. Wenn Sie so weit sind, zünden Sie das Papier mit Bedacht an. Mit einigen Atemzügen lässt sich dieser Prozess der Transformation unterstützen, wobei es hilfreich sein kann, die Aufmerksamkeit bewusst aufs Ausatmen zu legen.

Die Praxis der Achtsamkeit, wie sie im zweiten Teil dieses Buches beschrieben wird, lehrt uns: Es gibt keine schlechten oder falschen Gefühle. Gefühle sind da, und sie wollen gesehen werden, sonst gehen sie in den Keller und üben Gewichtheben. Mit solch einem Feuerritual werden Gefühle gleichzeitig anerkannt und für den Moment losgelassen. Das kann von innerlichem Druck befreien.

Wenn sehr viele belastende Gefühle unter der Oberfläche brodeln, haben Selbsthilfemethoden klare Grenzen. Wer den Eindruck hat, von niederdrückenden Gedanken und Emotionen überschwemmt zu werden, sollte Papier und Stift beiseitelegen und sich Unterstützung suchen. In einem geschützten Rahmen bei einem psychologisch geschulten Experten kann man diese Gefühle sicher zum Ausdruck bringen. Ein verständnisvoller Freund oder eine Freundin können natürlich ebenfalls geeignete Gesprächspartner sein. Wenn der Leidensdruck bereits groß ist, sind Freunde mit der Situation jedoch früher oder später oft überfordert. Helfen kann dann ein fachlich geschultes Gegenüber, das weiß, dass sich Depression nicht auf das Leid der direkt Betroffenen reduzieren lässt.

Scheinbare Lösungslosigkeit aushalten lernen

Für Angehörige eine wichtige Alltagskompetenz scheint das Aushalten von eigenen Gefühlen der scheinbaren „Lösungslosigkeit" zu sein. Ebenso die Fähigkeit, Verhaltensweisen hinzunehmen, auch wenn diese nicht ins eigene Weltbild passen. *Wo ich doch als Angehöriger der hilfreiche Unterstützer bin, der immer alles weiß – vor allem, was den Partner betrifft.* Dabei geht es um das zentrale Thema „Verantwortung". Wenn Angehörige beginnen, sich für den aktuellen Zustand des anderen verantwortlich zu fühlen, sitzt die Erschöpfung bereits mit auf der Couch; häuslich eingerichtet mit dicken Socken, einer Tüte Chips und der Fernbedienung des Fernsehers in der Hand. Spätestens dann beginnt man zu ahnen: Die geht so schnell nicht wieder.

Und wer sagt überhaupt, dass der depressiv erlebende Partner keine Lösung für seine Probleme hat oder entwickeln wird? Der Weg dahin sollte jedem selbst überlassen bleiben. Sogar wenn die zwischenzeitlich so offenkundig scheinende Hilflosigkeit ein anderes Bild zeichnen mag: Die grundsätzliche Verantwortung für die eigene Person bleibt auch in Zeiten der Depression bestehen. Was aber erneut für alle gilt, für die direkt Betroffen ebenso wie für die Angehörigen.

Dem anderen seine Lösung lassen, auch wenn alles stillzustehen scheint: Diese Art der Akzeptanz gelingt Angehörigen selten auf Anhieb. Sie scheint aber notwendig, um in Zeiten der Depression selbst gesund zu bleiben.

Hinzu kommt der zentrale Faktor Mitleid. Einem leidenden Menschen einfühlsam zu begegnen gehört zu den prägenden menschlichen Fähigkeiten. Im Zusammenhang mit Depressionen stellen sich die Fragen: Warum haben wir eine so hohe Bereitschaft, mit einem leidenden Menschen mitzuleiden, obwohl wir ziemlich schnell ahnen, dass Mitleid nicht hilft? Und warum verwechseln wir oft Mitleid und Mitgefühl?

TEIL 2

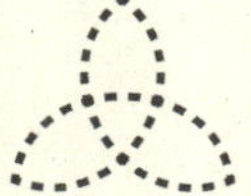

Eine innere Haltung einnehmen

EIN BEDEUTSAMER UNTERSCHIED:

Warum Mitgefühl so heilsam wirkt – und Mitleid nicht

Das Zusammenleben mit einem Menschen, der an Depressionen leidet, folgt einer häufig beobachtbaren Dynamik: Aus Unsicherheit und Hilfsbereitschaft entsteht Mitleid, aus Mitleid Anstrengung und aus Anstrengung Überforderung sowie Erschöpfung. Diese Entwicklung ist natürlich kein Naturgesetz. Jeder Mensch verfügt über unterschiedlich ausgeprägte Kraftreserven und profitiert von Kraftquellen persönlicher Qualität. Zudem können Angehörige in diversen Ratgebern nachlesen, dass sie mit ihren Problemen nicht allein sind. Anderen geht es ähnlich. Schon diese Ahnung kann entlasten.

In Büchern und auf zahlreichen Internetseiten erfahren Angehörige, was nützlich sein soll, damit sie in Zeiten der Depression helfen können, ohne sich dabei zu überfordern. Das kann ebenfalls unterstützen. Auch das vorliegende Buch widmet sich in einem separaten Kapitel diesem „Tun-Können und Besser-bleiben-Lassen". Doch wie praxistauglich sind diese Tipps wirklich? Wie funktioniert das mit dem Grenzensetzen? Geht das überhaupt einem geschätzten oder geliebten Menschen gegenüber? Und dann der immer wieder formulierte Hinweis auf *Stärke* und *Geduld*, die man als *Gesunder* zu beweisen habe. In Büchern und im Internet liest sich das so einfach. Angehörige berichten jedoch durchgehend davon, dass sie sich immer seltener stark fühlten. Manchmal war ihnen schlicht zum Heulen. Dumm nur, dass die starke Schulter zum Anlehnen fehlte. *Die hatte man ja selbst zu sein.*

Tipps von der Stange laufen Gefahr, als nicht alltagstauglich entlarvt zu werden. Es sei denn, wir beziehen Gedanken wie diese in unser Verständnis ein:

- Akzeptanz ist eine aktive und heilsame Möglichkeit zur Bewältigung schwieriger Momente und keineswegs mit Gleichgültigkeit zu verwechseln.
- Selbstfürsorge hat nichts mit Egoismus zu tun – im Gegenteil, es ist die Grundlage, auf der wir einem anderen Menschen überhaupt auf Dauer hilfreich zur Seite stehen können.
- Mitgefühl ist etwas anderes als Mitleid.

Mitgefühl von Mitleid unterscheiden lernen

Der Blick ins Wörterbuch zeigt, dass die Begriffe „Mitleid" und „Mitgefühl" gern in einem Atemzug genannt werden. Definiert werden sie oft übereinstimmend mit Umschreibungen wie „Anteilnahme", „Einfühlungsvermögen", „Erbarmen", „Mitempfinden", „Teilnahme" und „Verständnis". Das klingt warmherzig und erstrebenswert. Doch die im wahren Leben spürbare Energie dieser beiden Begriffe unterscheidet sich deutlich.

Mitgefühl ist eine innere Haltung. Sie basiert auf der Erkenntnis, dass körperliche und psychische Schmerzen im Leben unausweichlich sind. Sie gehören zum Menschsein einfach dazu. Mitgefühl erkennt diese ursprünglichen Erfahrungen an und respektiert die Situation eines Menschen, wie auch immer sich diese zeigen mag. Mitgefühl steht einem anderen mit Verständnis zur Seite und unterstützt ihn – will aber nicht dessen innere Last tragen.

Bezogen auf den Alltag in Zeiten der Depression, zeigt sich Mitgefühl in der Anerkennung einer Situation, die schwierig und kompliziert sein kann, für die es vordergründig keine Lösung zu geben scheint und deren Sinnhaftigkeit lange Zeit verborgen bleibt. Sie zeigt sich in der Würdigung, wie die betroffene Person selbst mit der herausfordernden Situation umgeht – auch wenn dies dem eigenen Weltbild entgegenläuft. Und letztlich zeigt sich Mitgefühl auch in der Fähigkeit, an der rechten Stelle einmal Nein sagen zu können und sich situativ vom Partner und dessen Leid innerlich zu distanzieren.

Mitleid hingegen will abnehmen und teilen. Mitleid kann Krankheit generell und konkretes depressives Leid nur schwer aushalten und nicht recht an die heilsamen Aspekte von scheinbar passiver Akzeptanz glauben. Mitleid muss handeln, um zu überleben. Es möchte seine eigene Angst vor der Hilflosigkeit nicht spüren und stattdessen die doch so offensichtlichen Hindernisse aus dem Weg räumen. *Nur so könne es besser werden,* lautet die tief empfundene Überzeugung.

Was das Mitleid jedoch übersieht: Weil der Ursprung des Leids nicht in der eigenen Person liegt, ist es nicht in der Macht des Helfers, die Last eines anderen Menschen zu reduzieren. Äußere Stolpersteine können entfernt werden. Das kann oft hilfreich, angemessen und manchmal auch nötig sein. An der inneren Not des leidenden Gegenübers ändert diese Art der Unterstützung grundsätzlich jedoch wenig. Es kann sogar das Gegenteil bewirken: Wenn das Gleichgewicht von Nehmen und Geben aus dem Ruder läuft, wächst das gefühlte Schuldkonto des Hilfsempfängers kontinuierlich an. Die permanent einseitig erbrachte Hilfe kann dann wie ein weiterer Mühlstein wirken im ohnehin destruktiven Gefühlsmix des von der Depression Betroffenen. Zudem kann es beim mitleidenden Helfer zu einer unheilvollen Verstrickung belastender Empfindungen kommen. Er wird überflutet von angstmachenden Gefühlen, die auf dem Boden der eigenen Macht- und Hilflosigkeit gegenüber dem Leid des geliebten Menschen entstanden sind und dort gedeihen. Dies macht den Helfer auf Dauer selbst zum Bedürftigen – und oft ist es ausgerechnet der depressiv erlebende Partner, der sich nun auch noch für seinen leidenden Helfer verantwortlich fühlt.

Mitleid entsteht, wenn die Situation eines anderen beklagt und ihr mit unreflektiert hochgekrempelten Ärmeln begegnet wird – ohne dass die Existenz der Probleme anerkannt, akzeptiert und die individuellen Wege zur Problemlösung der Person gewürdigt werden. Der mitleidende Helfer erschöpft sich, weil er sich so sehr auf die Situation eines anderen Menschen konzentriert, dass er das Gefühl für die eigene Erdung verlieren kann. Im Extremfall gibt er sogar seine Position im Leben auf und versucht, die eines anderen einzunehmen. Damit schneidet er sich von vielem ab, was ihm Kraft gibt.

Mitgefühl hingegen kann entstehen, wenn es gelingt, dem Gegenüber zur Seite zu stehen, ohne die Probleme in Ordnung bringen zu wollen und die persönlichen Entscheidungen des Partners nach eigenen moralischen und lebensgeschichtlichen Maßstäben zu beurteilen. Mitgefühl weiß in diesem Verständnis um seine Wurzeln. Bildlich gesprochen, bleibt der Helfer bei sich und auf seiner ureigenen Lebensposition. Von dort aus kann er kraftvoll helfen. Dort spürt er sich selbst mit all seinen lebendigen Stärken, Möglichkeiten und Grenzen. Und dort spürt er die Verbundenheit mit seinen persönlichen Kraftquellen. Vielleicht sogar in Form von Geduld, dass sich die Dinge zur rechten Zeit fügen werden. Und in der Zuversicht, dass aus all dieser sinnlos scheinenden Schwere etwas Neues erwachsen kann.

Die Kraft des Mitgefühls wirkt stets heilsam in zwei Richtungen: nach außen im Kontakt mit dem depressiv leidenden Partner und als Selbstfürsorge immer auch nach innen für die eigene Person des Angehörigen.

Mit wohlwollender Präsenz

Doch wie können Mitgefühl und Selbstfürsorge konkret gelingen in Zeiten der Depression? Im Alltag umsetzbare Anregungen dazu ranken sich oft um den Begriff „Achtsamkeit". Achtsamkeit beschreibt die Fähigkeit, wohlwollend präsent zu sein und die Ereignisse im Innen und Außen so stehen zu lassen, wie sie sind, ohne sie zu beurteilen und anders haben zu wollen. Das kann auf den ersten Blick befremdlich wirken, weil wir meist gewohnt sind, belastende Dinge und Gefühle umgehend verändern zu wollen. Doch leider kämpfen wir viel zu häufig mit Gegebenheiten, die sich nicht verändern lassen, weil wir die Macht dazu gar nicht haben. Kein Angehöriger wird die Depression eines nahestehenden Menschen heilen oder zum Verschwinden bringen. Das ist zwar ein nachvollziehbarer Wunsch – und doch ein Kampf, der nicht zu gewinnen ist. Eine mitfühlende Begleitung ist gewiss möglich, den Weg *durch* die Depression hat ein depressiv erlebender Mensch aber allein zu gehen.

Die Praxis der Achtsamkeit kann Stress reduzieren und im Umgang mit gesundheitlichen Problemen helfen. Zudem kann sie Angehörigen neue Möglichkeiten an die Hand geben, um mit ihrer Situation besser zurechtzukommen. Deshalb lohnt ein intensiverer Blick auf ihre Natur und ihre mögliche Wirkung.

BEWEGLICH IM KOPF, WEICH IM HERZ:

Was Achtsamkeit bewirken kann

Über die Praxis der Achtsamkeit lässt sich eine Menge sagen, und es gibt viele mögliche Startpunkte dafür. Dabei ist es wie mit der Liebe. Stellen Sie sich vor, Sie sollten einen kurzen Vortrag darüber halten, wie es ist, verliebt zu sein. Kein Problem, denken Sie vielleicht, mit der Liebe kenne ich mich schließlich aus. Und doch kann die Entscheidung schwerfallen, von welcher Seite Sie sich Ihrem Thema nähern wollen. Vielleicht, wie Sie sich fühlen, wenn Sie verliebt sind, was Ihnen dabei durch den Kopf geht und wie Ihr Körper darauf reagiert? Wollen Sie über all die Schmetterlinge im Bauch sprechen, von den weichen Knien, der Appetitlosigkeit oder den Heißhungerattacken? Oder von der ausdauernden Kontrolle des Smartphone-Displays, um bloß keine Nachricht von der oder dem Liebsten zu verpassen? Oder gar von der plötzlichen Vorliebe für kitschige Filme? Oder könnte es zielführender sein, mit etwas mehr persönlicher Distanz zu umschreiben, was Sie an anderen Menschen beobachten, wenn sich diese im Zustand des Verliebtseins befinden?

Und überhaupt: Von welcher Art Liebe wollen Sie sprechen? Von der Liebe zu einem Partner, einem Kind, der Mutter, dem Vater oder den Großeltern? Zu einer Freundin, einem Freund, einem Hobby, der Natur? Soll es um die Liebe zu Büchern, Filmen, der eigenen Arbeit oder dem Müßiggang gehen? Oder gar um die Liebe zu sich selbst? Sie ahnen es vielleicht: Einen Vortrag über die Liebe und die Verliebtheit zu halten kann kompliziert sein, auch wenn am Ende wahrscheinlich alles Wichtige zur Sprache gekommen sein wird. Das, was die Liebe auslöst und bewirken kann, können all diese Worte aber nur beschreiben. Liebe zu spüren hat eine ganz eigene Qualität.

So ähnlich ist es mit der Achtsamkeit. Akzeptanz, Präsenz, Wohlwollen, Freiheit, Frieden, Gelassenheit, Geduld oder Wertfreiheit – zu allen diesen Bausteinen der Achtsamkeit ließe sich wahrlich viel sagen. Die Essenz dessen, worum es bei der Achtsamkeit aber ganz praktisch geht, lässt sich am besten direkt erfahren. Deshalb möchte ich Sie zu Beginn dieses Kapitels zu einer praktischen Minute in Achtsamkeit einladen.

Eine Minute in Achtsamkeit

Wählen Sie dafür einen Platz, an dem Sie für die nächste Minute möglichst ungestört sind. Sie können genau dort sitzen bleiben, wo Sie sich gerade befinden, oder einen anderen Platz einnehmen. Sie können stehen, sitzen oder liegen, Ihre Augen können geöffnet oder auch geschlossen sein. Atmen Sie ein- oder zweimal etwas tiefer ein und wieder aus. Dann wenden Sie Ihre Aufmerksamkeit dem gegenwärtigen Moment zu, so gut es jetzt gerade geht. Wenn Sie sitzen, spüren Sie, wie Sie hier sitzen. Wie sich der Kontakt zur Sitzfläche anfühlt, wie die Hände auf den Oberschenkeln ruhen oder im Schoß. Spüren Sie, wie Sie atmen – und bleiben Sie einige Züge dabei. Einfach den Atem begleiten, wie er ein- und wieder ausströmt. Und wenn Sie von Gedanken abgelenkt werden, registrieren Sie, was Sie gerade beschäftigt, und lassen Sie es mit dem nächsten Atemzug wieder los. Wenden Sie sich erneut dem Atem zu. Seien Sie freundlich mit sich selbst. Eine Minute genügt für diese Übung. Atmen Sie zum Abschluss etwas tiefer ein und wieder aus – und machen Sie mit Ihrem Leben weiter.

Vielleicht hat sich etwas verändert durch diese eine Minute des Innehaltens. Wenn Ihnen die Übung gefällt, können Sie diese Achtsamkeitsminute wiederholen. Sooft Sie wollen und bei allen Gelegenheiten, die Ihnen geeignet scheinen. Das kann im Auto vor der roten Ampel sein, in der Schlange an der Supermarktkasse, während einer Besprechung in der Firma, am Küchentisch bei der ersten Tasse Kaffee oder Tee des Tages… oder, oder, oder. Gern auch bei der weiteren Lektüre.

Keine Technik, die uns vorschreibt, wie wir zu sein haben

Wenn wir uns der Wirkung von Achtsamkeit nähern, kann es im ersten Schritt hilfreich sein, uns damit vertraut zu machen, was Achtsamkeit *nicht* ist. Denn das fördert das praktische Verständnis für ihre Möglichkeiten und ihre Grenzen.

Achtsamkeit ist keine Technik, die uns vorschreibt, wie wir zu sein und wie wir uns zu verhalten haben, was wir denken und fühlen dürfen und was nicht. Es ist keine weitere Methode der Selbstoptimierung, die unter dem Deckmantel von Akzeptanz und Sanftmut Perfektionsstreben und Selbstbezogenheit fördert. Und es ist kein Anspruch an eine allgegenwärtige Gelassenheit oder gar die Idee, das Leben fortan als problemfreie Zone erleben zu müssen. Achtsamkeit ist das genaue Gegenteil von solchen Ansprüchen und Handlungsanweisungen.

Achtsamkeit ist auch kein starres Ziel. Sie ist vielmehr die Art und Weise, wie wir uns immer wieder neu dem Leben zuwenden. Sie öffnet uns für das, was in uns und in unserem Umfeld stattfindet, und lässt uns damit unser Leben mit all seinen Möglichkeiten im gegenwärtigen Moment erleben.

Bei dieser Aussage mag man sich fragen: „Ja, wo denn sonst, wenn nicht im gegenwärtigen Moment?“ Die Erfahrung zeigt jedoch, dass wir allzu häufig nur teilweise in unserem Leben anwesend sind, weil unser Geist und unser Körper angesichts der vielen Aufgaben, die es zu bewältigen gilt, an verschiedenen Orten beschäftigt sind. Wenn wir mit unseren Gedanken in der Vergangenheit, der Zukunft oder im Reich des Wunschdenkens unterwegs sind, erleben wir die Realität nur in Ausschnitten und bekommen lediglich bruchstückhaft mit, was in uns und um uns herum geschieht und wie es uns damit geht. Ob wir noch über genügend Kraft verfügen, ob eine Pause förderlicher wäre oder ob wir uns vielleicht schon am Rand der Erschöpfung bewegen.

Verträglicher für uns selbst und unser Umfeld

Im gegenwärtigen Moment mit Körper *und* Gedanken anwesend zu sein kann erden und beruhigen. Es lässt uns Verbundenheit spüren: mit uns selbst, unseren Mitmenschen, unseren Haustieren, unserer Umgebung und unseren Tätigkeiten, denen wir uns gerade widmen. Sich verbunden zu fühlen ist eine ergiebige Quelle für Kraft und Zufriedenheit. Das kann uns zu verträglicheren Menschen machen für uns selbst und unser Umfeld. Achtsamkeit fördert damit keineswegs den persönlichen Egoismus, sondern macht uns offener und toleranter für andere Ansichten und Verhaltensweisen. Ein über Gebühr gestresster oder gar erschöpfter Mensch verhält sich in seiner Not ungleich selbstbezogener als einer, der sich in Offenheit und Akzeptanz übt. So fördert die Praxis der Achtsamkeit das gelebte Mitgefühl und führt gerade wegen der bewussten Hinwendung zur Selbstfürsorge zum *Gegenteil* eines ichbezogenen Lebensstils.

Die Praxis der Achtsamkeit kann uns diese Erfahrungen vermitteln. Ebenso, dass es leichter und gesünder sein kann, wenn wir präsent sind und uns im gegenwärtigen Moment immer häufiger bewusst sind, was wir gerade tun, denken und fühlen, anstatt vieles unbewusst und parallel stattfinden zu lassen und uns dabei gedanklich in Erlebnissen zu verstricken oder in Plänen zu verlieren. Was so viel heißt wie: Wer achtsam Auto fährt, kriegt mit, *dass* er Auto fährt, statt wie in Trance eine Strecke zurückzulegen, an roten Ampeln zu halten und bei alldem gedanklich die Erledigungen des Tages zu sortieren oder im Geist die morgendliche Kontroverse am Frühstückstisch fortzuführen. Für das Gehen, Kochen, Essen, Telefonieren und Lesen gilt das auch. Achtsamkeit ist also weniger gedankenverlorener Automatismus und mehr Präsenz, Offenheit und Bewusstsein.

Mit dem Leben bewusst in Beziehung zu gehen bringt manche Vorteile mit sich. Unter anderem sparen wir Energie, weil wir uns nicht länger an Dingen aufreiben, die ohnehin nicht zu ändern sind. Das wiederum kann die Kraft verschaffen, die wirklich wichtigen und machbaren Aufgaben anzugehen.

Akzeptanz und Bewertungsfreiheit spielen bei der Achtsamkeit zentrale Rollen. Was aber nicht mit Gleichgültigkeit zu verwechseln ist. Und schon gar nicht mit allumfassender Gelassenheit auf Knopfdruck. Achtsamkeit ist kein Sammelbegriff für Entschleunigung und Gelassenheit. Die Chance, dass diese Effekte entstehen, ist bei entsprechender Übung zwar gegeben, doch Tiefenentspannung ist nicht das Ziel.

Die Welt, sich selbst und seine Mitmenschen wertfrei zu betrachten und dies auch noch zu akzeptieren braucht mitunter sogar stabile Nerven. Diese Umgangsweise lebt von einer Portion Abenteuergeist, und manchmal scheint es verlockender, an den liebgewonnenen Ansichten und Gewohnheiten festzuhalten. Doch gerade die können Probleme bereiten. Aber der Reihe nach.

In der Mitte der Gesellschaft angekommen

Achtsamkeit ist eine seit gut zweieinhalbtausend Jahren gelebte Praxis, den menschlichen Geist zu erforschen und persönlich immer besser verstehen zu lernen, wie dieser bei der Entstehung und Aufrechterhaltung leiderzeugender Momente beteiligt ist – und wie dieses Leid überwunden werden kann. Diese Praxis wurzelt in den buddhistisch geprägten Kulturkreisen Asiens mit Ursprung in Indien und umfasst von der Intention her auch die Überzeugung, dass jedes empfindende Wesen Wohlergehen sowie persönliche Freiheit erfahren kann und dass Zufriedenheit und Glück nicht allein von äußeren Bedingungen abhängen. Auf diesem Weg geht es auch darum, sich nicht vorrangig über seine scheinbaren Fehler und Unzulänglichkeiten zu erleben, sondern in Kontakt zu kommen mit grundsätzlichen menschlichen Eigenschaften wie Mitgefühl, Mitfreude und Weisheit – und diese in sich zu stärken.

In der Umsetzung handelt es sich dabei um keine exklusiv buddhistische Praxis. Achtsamkeit ist eine universale Erfahrung, die Menschen auf der ganzen Welt und in allen Kulturkreisen machen können, im religiösen und im nichtreligiösen Leben. Allerdings wird sie in den buddhistischen Weisheitslehren wohl am genauesten beschrieben.

In einer weltanschaulich neutralen Form breitet sich Achtsamkeit auch bei uns im Westen aus: mit zunehmender Präsenz in Magazinen, Wirtschaftszeitungen, im Fernsehen, in den Kultursendern der Radiostationen und auf ungezählten Internetseiten. Es gibt Dutzende Achtsamkeits-Apps, ein umfangreiches Seminarangebot, und fast jede Volkshochschule hat inzwischen ein Angebot dazu im Programm. Ratgeber und andere Literatur füllen in den Buchhandlungen viele Meter Regal. Es scheint, als sei *die Achtsamkeit* in der Mitte der Gesellschaft angekommen, in privaten und beruflichen Bezügen ebenso wie im Bildungs- und besonders im Gesundheitswesen. Mancherorts vielleicht in kleinen Schritten, aber in der Summe deutlich wahrnehmbar.

Doch trotz dieser scheinbar allgegenwärtigen Verbreitung rätseln wir häufig noch immer, worum es sich dabei eigentlich genau handelt. Dass Achtsamkeit in manchen Bezügen auf eine fernöstliche Wellness-Methode reduziert wird, geht am Kern dieser Praxis komplett vorbei. Und Achtsamkeit als eine Modeerscheinung abzutun, nur weil der Begriff seit einiger Zeit so häufig auftaucht, wird ihrer zweieinhalbtausend Jahre währenden Historie und ihrer weltweiten Verbreitung ebenso wenig gerecht wie dem vielfältigen Nutzen für Milliarden von Menschen. Wir verwehren uns den Zugang zu ihren Möglichkeiten, wenn wir Achtsamkeit allein durch die Brillengläser unserer eigenen, westlich geprägten und wirtschaftlich dominierten Kulturerfahrungen der jüngeren Vergangenheit beurteilen und sie dabei nur oberflächlich betrachten. Dann werden wir nicht erleben, wie sie wirken und was sie für jeden von uns bereithalten kann. Begegnen wir ihr hingegen mit Offenheit und Neugier, kann sie uns viele Einsichten vermitteln, unsere Lebendigkeit fördern und uns wie erwähnt zu verträglicheren Menschen machen.

Wohlwollend und frei von schnellen Urteilen

Oft wird Achtsamkeit mit Aufmerksamkeit und Konzentration gleichgesetzt. Das ist grundsätzlich richtig – und doch geht es um mehr. Der Begriff „Achtsamkeit" beschreibt eine innere Haltung, die wir dem Leben gegenüber einnehmen, und wie wir mit ihm in Beziehung gehen. Gleichzeitig ist sie eine Art, das Leben selbst zu erfahren.

Diese Doppeldeutigkeit mag abstrakt klingen, in der praktischen Umsetzung zeigt sich Achtsamkeit jedoch verblüffend vertraut. Denn sie ist ein Zustand, der vielen von uns bekannt vorkommen dürfte, vor allem aus Kindheitstagen oder von manchen sportlichen Aktivitäten. Achtsam sind wir, wenn wir auf besondere Weise aufmerksam sind. Diese Aufmerksamkeit ist bewusst und auf die Gegenwart gerichtet, von Wohlwollen und Offenheit durchwirkt und frei von schnellen Urteilen, also nichtwertend. Man könnte auch sagen: Wir fühlen uns mit einer Tätigkeit oder einer Situation verbunden und sind in diesem Moment mit ganzem Herzen bei der Sache. Dabei sind wir im Kontakt mit uns selbst und bekommen weitestgehend mit, was wir gerade erleben, denken und fühlen. Manchmal wird dieser Zustand auch als „Flow" bezeichnet, was so viel wie „freies Fließen" bedeutet. Oder als „Gewahrsein": Wir sind uns gewahr, was wir gerade erleben, während wir es erleben. Dieser bewusste Gegenwartsbezug unterscheidet sich erheblich vom weitverbreiteten Multitasking unserer Zeit, und schon das kann entspannend und erholsam wirken – und jene Gelassenheit fördern, nach der sich viele von uns so sehr sehnen.

Wir sind achtsam oder nicht – es gibt kein Dazwischen

Damit ist Achtsamkeit keine Eigenschaft, die wir neu lernen müssen. Sie ist uns als Möglichkeit von Natur aus gegeben, und wir können sie jederzeit zulassen. Wir können uns in jedem Moment entscheiden, ob wir achtsam sein wollen. Dabei sollte uns auch bewusst sein: Treffen wir diese Entscheidung nicht, sind wir automatisch unachtsam und damit unbewusst. Ein Dazwischen gibt es nicht. Wenn wir unachtsam sind, ist unser Geist mit seinen gedanklichen Aktivitäten viel auf Achse und stiftet Unruhe. Meist weilt er dort, wo unser Körper gerade nicht ist, und springt dabei rastlos von einem Thema zum nächsten. Das kann dazu führen, dass uns die Übersicht abhandenkommt und wir uns zunehmend erschöpft und wie entfremdet fühlen. Von uns selbst, von unseren Mitmenschen und von unserer Umgebung. Das führt in der Regel zu Stress und komplizierten Momenten im Miteinander. Im Umkehrschluss bedeutet das: Mehr Offenheit und Bewusstsein für das, was gerade in uns und um uns herum stattfindet, verbindet uns mit uns selbst und unserem inneren Wissen für das, was wirklich wichtig ist in unserem Leben.

Denken, Planen und Reflektieren sind natürlich weiter erlaubt in einem von Achtsamkeit geprägten Leben. Denn das menschliche Dasein besteht selbstverständlich auch aus Momenten, in denen wir über die Vergangenheit nachdenken oder nach vorn schauen. Erinnerungen können Anlass zur Freude sein und lassen uns die Verbindung mit anderen Menschen spüren. Sie geben uns auch Impulse, um daraus zu lernen. Und der Blick nach vorn ist allein schon deshalb wichtig, um die nächsten Entscheidungen treffen zu können, wie es an diesem Tag und im Leben generell stimmig weitergehen soll.

So geht es im Kern der Achtsamkeit auch ausdrücklich nicht um eine einseitige und ausschließliche Hinwendung auf die Gegenwart, sondern vielmehr darum, sich bewusster zu werden, womit sich der Geist gerade beschäftigt, und sich diesen Inhalten immer wieder zu öffnen. Und sich dabei auch immer wieder daran zu erinnern, dass das Leben in seiner ganzen Tiefe und mit all seinen Möglichkeiten eben nur im gegenwärtigen Moment erfahren und gelebt werden kann – nicht aber wenn wir gedanklich irgendwo anders feststecken und dies nicht einmal bemerken. Sich zu erinnern und zu planen kann ausgesprochen hilfreich sein, aber es sind und bleiben geistige Zustände, die uns im gegenwärtigen Moment von den konkreten sinnlichen Erfahrungen des Lebens trennen.

Ein Raum des Bewusstseins

Achtsamkeit schärft unser Verständnis dafür, wie es uns gerade geht, was stimmig für uns ist und was nicht. Das fördert die Selbstakzeptanz und wirkt auf diese Weise von innen heraus beruhigend. Wobei allumfassende Ruhe ebenfalls kein zentrales Ziel der Achtsamkeit ist. Sich in schwierigen Momenten selbst beruhigen und wieder zu einem inneren Gleichgewicht gelangen zu können ist gewiss erstrebenswert. Aber noch grundsätzlicher geht es bei der Achtsamkeit um Lebendigkeit und das Friedenschließen. Die Praxis der Achtsamkeit dient nicht der Beruhigung, sondern macht uns wach, präsent und lässt uns Frieden schließen im gegenwärtigen Moment mit uns selbst und den Gegebenheiten um uns herum.

Die auf den gegenwärtigen Moment gerichtete freundliche und nichtwertende Präsenz bewirkt aber noch mehr. Sie schafft die Voraussetzungen dafür, dass der bereits angesprochene Raum des Gewahrseins entstehen kann. Gewahrsein beschreibt einen empfangenden Zustand des Seins. Wir bekommen mit, was uns von Moment zu Moment beschäftigt, was in uns und um uns herum gerade geschieht, was wir denken, fühlen und körperlich empfinden. Wir sind uns dessen gewahr im Sinne von bewusst und verzichten darauf, irgendwelche unserer Erfahrungen abzuwehren, gleich verändern oder mit Macht festhalten zu wollen.

Mit dieser Grundhaltung der Akzeptanz können wir ein Gespür für unsere automatischen Reaktionen entwickeln, bezogen auf unsere Gedanken und Handlungen. Denn wenn wir uns darauf einlassen, unsere Erfahrungen und inneren Empfindungen zu akzeptieren, wie sie sind, statt sofort darauf zu reagieren, verschafft uns das einige wertvolle Momente Zeit. Es kann eine kurze, aber bewusst spürbare Pause entstehen zwischen der Wahrnehmung an sich und dem Impuls, darauf reagieren zu wollen. Dieser kurze Moment des Innehaltens eröffnet uns die Möglichkeit, dass wir selbst entscheiden können, wie wir mit der Situation nun umgehen wollen. Das lässt uns ganz praktisch erfahren, welche unserer Gedanken und Gewohnheiten nicht mehr hilfreich sind und welche eine besondere Tragkraft besitzen. Wenn die buddhistischen Weisheitslehren von Freiheit sprechen, dann sind genau diese Möglichkeiten gemeint, nämlich nicht länger getrieben zu sein von den eigenen Automatismen, Überzeugungen, Ansichten, Gefühlen und Stimmungen, sondern immer häufiger bewusst und frei entscheiden zu können, was jetzt passend ist und was nicht.

Akzeptanz hat einen guten Grund

Die Übung der Achtsamkeit schult also unser Empfinden für die Dinge, die in uns und um uns herum geschehen, und sie lädt uns ein, uns einzulassen auf das, was uns beschäftigt. Uns den Gegebenheiten zu öffnen, ihnen mit Offenheit und Freundlichkeit zu begegnen und sie nicht zu vermeiden oder an ihnen zu kleben, sie gleich zu verändern oder vor ihnen fliehen zu wollen. Mit den Dingen zu sein, wie sie sind. Auch wenn sich diese gerade unangenehm oder gar belastend anfühlen mögen. Diese innere Haltung der Akzeptanz kann viele positive Auswirkungen haben, selbst bei nicht so schönen Gegebenheiten, wie sie die Zeit der Depression auf ihre sehr spezielle Weise mit sich bringt. Denn oft ist gar nicht die erste unangenehme Erfahrung, also die Ursache eines Problems, das größte Dilemma, das uns bedrängt. Es ist vielmehr die Art und Weise, wie wir darüber denken und wie wir uns in der Folge immer weiter von der Realität entfernen, weil wir uns gedanklich in ähnlichen Erlebnissen der Vergangenheit und in den Sorgen vor den möglichen Entwicklungen verlieren.

Diese Überlegungen führen zum ersten von zwei Missverständnissen, die mit der Praxis der Achtsamkeit einhergehen können. Akzeptanz bedeutet nicht, dem Geschehen gleichgültig gegenüberzustehen, alles mit sich machen zu lassen oder keine Verantwortung mehr zu übernehmen. Ganz im Gegenteil: Eine Situation oder ein Gefühl zu akzeptieren kann uns helfen, klare Standpunkte zu finden. Diese sind aber immer weniger von dogmatisch festgefahrenen Meinungen abhängig und werden stattdessen immer beweglicher. Sich in Akzeptanz zu üben bedeutet, dass wir lernen können, das, was uns krank machen kann, immer schneller zu erkennen und es daraufhin immer öfter sein zu lassen. Und dass wir lernen können, das zu nähren, was uns Freude und Glück bereitet und die Gesundheit fördert.

Was wir bekämpfen, bleibt länger, als uns lieb ist

Akzeptanz bezieht sich auf die Situationen im Außen und ganz ausdrücklich auf unsere Gefühle: Auch diese sind nun mal, wie sie sind. Das gilt es zu akzeptieren und nicht gleich in Falsch oder Unerwünscht einzuordnen. Denn nur weil wir bestimmte Gefühle nicht haben wollen, gehen diese nicht wieder weg. Sie bauen an Vehemenz allenfalls auf, wenn wir gegen sie angehen. So lautet die Grundüberzeugung einer auf Achtsamkeit basierenden Lebenseinstellung auch: Was wir als unangenehm empfinden und aktiv bekämpfen, halten wir nur länger fest als erforderlich und haben deshalb mehr belastenden Stress als nötig. Und im Umkehrschluss: Was wir unbedingt festhalten wollen, weil es so angenehm scheint, wird uns schneller verlassen als gedacht. Denn auch die schönen Erfahrungen und Erlebnisse lassen sich nicht als Dauerzustand konservieren. Egal, ob es sich um die feinen Aromen der Lieblingsspeise handelt, ein humorvolles Gespräch, das Lächeln eines Säuglings, einen berührenden Film, den Lieblingssong im Radio, einen wohltuenden Mittagsschlaf oder den Gewinn der Fußballweltmeisterschaft. Alle diese Momente entstehen, sie sind präsent und prägen die Realität für einen gewissen Zeitraum – dann vergehen sie wieder und verabschieden sich, um mit dem nächsten Atemzug einer sich neu entwickelnden Erfahrung Raum zu geben. Am umfassendsten erleben wir die für uns angenehmen Momente, wenn wir möglichst viele Details von ihnen mitbekommen, solange sie da sind.

Das Leben ist nicht der alles umfassende Dauerzustand, den wir uns häufig wünschen und überdies wahrzunehmen glauben, sondern eine Aneinanderreihung von immer neuen Momenten. Versuchen wir dennoch, an bestimmten Erlebnissen, sinnlichen Erfahrungen oder Gefühlszuständen festzuhalten, um sie dauerhaft zu spüren, kann das nur misslingen, und wir produzieren Leid und Stress. Sich immer häufiger den schönen Momenten des Lebens zu öffnen und diese in ihrer ganzen Tiefe im gegenwärtigen Moment zu erleben baut hingegen Stress ab und fördert die Regeneration nach einer Anstrengung.

Das Wissen um den steten Wandel unseres Daseins mit seinen sich fortwährend neu kreierenden Momenten fordert unsere Offenheit. Das kann manchmal herausfordern. In den schwierigen Momenten des Lebens greift uns diese Erkenntnis jedoch hilfreich unter die Arme. Denn auch wenn es in der akuten Situation anders scheinen mag: Keine Panikattacke währt ewig, kein Schmerz ist endlos, und selbst eine von Kraft- und Hoffnungslosigkeit geprägte depressive Episode wird einmal vorüber sein. Ganz gewiss.

Verantwortung für den einen nächsten Schritt

Akzeptanz bezieht sich maßgeblich auf das, was wir im konkreten Moment wahrnehmen. Wie wir im nächsten Schritt mit diesen Gegebenheiten umgehen und welchen Gedanken wir dazu folgen, bleibt weiterhin in unserer vollen Verantwortung und lässt sich mit etwas Übung selbstbestimmt gestalten. Wobei in diesem Verständnis auch Abwarten und Nichtreagieren ein nächster Schritt sein kann. Da sich die Gegebenheiten ständig verändern, kann es ohnehin geschickt sein, häufiger zu beobachten und ein Gespür für den rechten Zeitpunkt entstehen zu lassen, statt reflexartig auf einen Gedanken, ein Gefühl oder auf die Aussage eines anderen Menschen zu reagieren. Das reduziert auch die Gefahr der Pingpong-Kommunikation.

Akzeptanz sowie die Übernahme der Verantwortung für diesen einen nächsten Schritt im Handeln, Nichthandeln und Denken gehören in der Achtsamkeit untrennbar zusammen. Das kann sich positiv auf die Gesundheit auswirken, denn es fördert das Gefühl, Einfluss auf eine Situation nehmen zu können, statt sich wie eine Kugel im Flipperautomat zu fühlen. Das kann selbst in besonders herausfordernden Phasen greifen. So hat die Depressionsforschung herausgefunden, dass weniger die belastende Lebenssituation an sich und die daraus resultierenden Gefühle für die Entwicklung einer Depression verantwortlich sind (zum Beispiel die große Traurigkeit nach dem Verlust eines nahestehenden Menschen), sondern dass das grübelnde Darüber-Nachdenken das tiefere depressive Erleben entstehen lässt. Diese Grübelschleifen führen wie gesagt in endlosen Kreisen immer weiter weg vom ursprünglichen Gefühl (in diesem Beispiel der Traurigkeit) und verbinden sich auf unheilvolle Weise mit vergangenen und als negativ bewerteten Erfahrungen sowie der Angst vor den angenommenen Folgen. Grüblerisches Denken mündet meist in Selbstvorwürfen und betrachtet die

Fehlerhaftigkeit der eigenen Person zunehmend als unumstößliche Realität. Damit schafft es genau jene Probleme, die es zu vermeiden versucht.

Grüblerisches Denken entsteht aber nicht allein im tiefen depressiven Erleben. Es kann sich in zahlreichen Lebenssituationen entwickeln. Oft immer dann, wenn wir versuchen, ein Problem zu lösen, indem wir immer intensiver darüber nachdenken und uns dabei allmählich in ein Wunschdenken hineinsteigern, wie es sein sollte, und meinen, dass es so, wie es gerade ist, eigentlich nicht sein dürfte. Das betrifft ausdrücklich auch die Situation des Angehörigen eines depressiv erlebenden Menschen. Oft intensiviert sich das grüblerische Denken parallel zu den möglichen Symptomen der Erschöpfung beziehungsweise bereitet dieser den Weg.

Mit Offenheit zuwenden

Die Praxis der Achtsamkeit kann uns allen helfen, den Prozess des Grübelns und der Selbstabwertung zu unterbrechen, und zwar bevor das Problem ausufert. Zum Beispiel indem sie uns damit vertraut macht, dem ersten unangenehmen Gefühl (bleiben wir beim Beispiel der Traurigkeit) mit Offenheit und Mitgefühl zu begegnen und uns ihm zuzuwenden, statt es als unerwünscht zu bewerten und es nicht spüren zu wollen. Dabei erhält die absichtsvolle Lenkung der Aufmerksamkeit auf den gegenwärtigen Moment eine besondere Bedeutung. Denn im Gegensatz zur problemorientierten Stimmung des grübelnden Geistes handelt es sich beim gegenwärtigen Moment um einen vergleichsweise neutralen Raum, der uns wieder zu Atem kommen lässt und in dem wir die Gegebenheiten wieder mit ihrem wahren Wesen sehen und verstehen können.

Akzeptanz spielt bei der Linderung depressiver Symptome eine entscheidende Rolle. Ebenso bei Angst, Panik und bei aufkommender Erschöpfung. Und das jeweils verbunden mit der bewussten Hinwendung auf den einen nächsten Schritt im Tun oder Abwarten und auf den einen nächsten Gedanken, dem man jetzt folgt oder eben nicht. Dieser eine nächste Schritt, für den wir die Verantwortung übernehmen können, kann uns helfen, aus einer Grübelschleife auszusteigen. Das mag nicht immer auf Anhieb und in Gänze gelingen, aber Schritt für Schritt – oder im Verständnis der Achtsamkeit von Moment zu Moment.

Das Werten nicht bewerten

Wenn wir uns diesem Wissen öffnen und uns in der Praxis der nicht-urteilenden, wohlwollenden Präsenz üben, kann das unser Leben positiv verändern. Achtsamkeit kann uns dabei helfen, unser Leben zu vereinfachen. Allein schon weil wir immer mehr Momente tatsächlich erleben, statt darüber nachzudenken, wie es war und wie es sein sollte. Wobei der zentrale Anspruch des Nichtwertens zum zweiten möglichen Missverständnis führt. Dass unser Geist Dingen eine Bedeutung beimisst, können wir gar nicht komplett verhindern. Es wäre auch wenig sinnvoll, denn Bedeutungen geben unserem Leben Orientierung. In Kombination mit Bewusstheit fördern sie Klarheit und Unterscheidungskraft für das, was stimmig und hilfreich ist und was nicht. Doch meist ordnet unser Geist unsere Wahrnehmungen reflexhaft in bestehende Schubladen ein und katalogisiert diese auf Basis von Erfahrungen, Erwartungen und Überzeugungen in Gut und Schlecht, in Angenehm, Unangenehm oder Neutral.

Diese automatischen Reaktionen werden von unserem Gehirn gesteuert und laufen zumeist unbewusst ab. Die daraus resultierenden Verhaltensreaktionen können in vielen Alltagssituationen praktisch sein. Zum Beispiel wenn die Kassiererin an der Supermarktkasse „43,39" sagt und nach der Kundenkarte fragt. Wir wissen schlicht, was jetzt zu tun ist, und müssen nicht in jeder ähnlich gelagerten Situation erneut darüber nachdenken.

Andere unserer automatischen Reaktionen können jedoch Probleme bereiten, denn sie halten uns in alten Erlebnissen und in einer Grundatmosphäre der Sorge gefangen.

So geht es beim Aspekt des Nichtbewertens im Grunde darum, unsere geistigen Aktivitäten mit ihrer Vorliebe für gewohnheitsmäßige Reaktionen ein wenig auszutricksen: indem wir akzeptieren, dass der menschliche Geist grundsätzlich gern bewertet. Und dass wir die Kritik daran einfach sein lassen, wenn wir merken, dass wir dabei sind, zu bewerten, zu urteilen und zu katalogisieren. Und gleichzeitig uns bewusst dafür entscheiden, das Bewerten an sich sein lassen zu wollen. Die Absicht und unsere innere Haltung werden damit zur entscheidenden Kraft, um die ungesunden Anteile unserer automatischen Reaktionen immer besser kennenzulernen und gesünderen Alternativen Raum zu geben. Die Übung der nicht-urteilenden Präsenz selbst hilft uns dabei, diese Absicht immer natürlicher ins Leben zu bringen. So schulen wir unseren Geist und ermöglichen es ihm, die Gegebenheiten offener und freundlicher zu betrachten. Nicht-urteilend eben.

Gelassenheit als Nebenwirkung

Achtsamkeit ist eine innere Haltung und gleichzeitig eine Art, sein Leben zu erfahren. Sie öffnet Möglichkeiten, *wie* wir mit den Gegebenheiten umgehen können, die uns begegnen. Es ist aber keine Technik, die uns beibringt, wie wir schwierige Momente des Daseins zum Verschwinden bringen oder sie vermeiden können. Solche Momente gehören zum Leben dazu, das können wir gar nicht verhindern. Aber sie bringt uns wie gesehen in Kontakt mit unseren automatischen Reaktionen und deren Folgen, und das kann uns verstehen helfen, auf welche Art und Weise unser Geist die Wahrnehmung der Realität bewertet und interpretiert – und dass manche Probleme überhaupt erst durch diese Bewertungen und Interpretationen entstehen beziehungsweise sich ausweiten.

In diesem Verständnis ist Achtsamkeit keineswegs mit einer Entspannungsmethode zu verwechseln. Dass die praktische Übung der nicht-urteilenden und mitfühlenden Präsenz sowie des Erkennens, wie unser Geist mit Problemen umgeht und sie selbst erschafft respektive verstärkt, dennoch häufig zu Empfindungen von Ruhe und Entspanntheit führt, zählt eher zu den willkommenen möglichen Nebenwirkungen. Gelassenheit entsteht nicht allein durch den Plan, gelassen sein zu wollen, sondern von innen heraus durch eine grundsätzlich akzeptierende und nicht-urteilende Grundhaltung.

Damit ist Achtsamkeit auch keine Technik, die wir *gegen Stress* anwenden können, sondern die Art und Weise, *wie* wir mit ihm umgehen. Es ist eine empfangende Art des Seins, die helfen kann, mit dem unvermeidlichen Stress im Leben besser zurechtzukommen und sich schneller wieder zu erholen. Sie kann eine enorme transformierende Kraft entfalten, die uns im Sinne ihrer buddhistisch geprägten Herkunft Möglichkeiten erschließt, das Entstehen leidvoller Momente zu erkennen, sie zu mildern und vielleicht sogar zu überwinden. Achtsamkeit ist sicher kein Allheilmittel, aber sie ist eine starke Medizin. Sie macht uns beweglicher im Kopf und weicher im Herzen und kann uns damit helfen, lebendiger, leichter, freundlicher, humorvoller und gütiger auf das zu antworten, was uns im Leben begegnet. Damit ist Achtsamkeit kein Selbstzweck, der um sich selbst kreist, sondern eine alles durchdringende Basis, die uns Halt und Orientierung geben kann. Gerade in Zeiten der Depression, bei aufkommender Erschöpfung oder wenn Angst und Panik an unseren Grundfesten rütteln. Achtsamkeit öffnet uns den Zugang zu persönlicher Authentizität und Mitgefühl. Das ist wohl eins der größten Geschenke, die diese Praxis für uns bereithält.

Nichts, was extra zu tun ist

Angesichts dieser Möglichkeiten fühlen sich immer mehr Menschen zur Achtsamkeit hingezogen, sie fürchten aber, dass es nun noch etwas gibt, was sie in ihrem bereits randvollen Terminkalender unterbringen müssen. Doch Achtsamkeit ist in der praktischen Umsetzung nichts, was wir extra machen müssen. Es ist vielmehr die Art und Weise, wie wir die Dinge tun, die wir ohnehin tun. Nur so, dass wir merken, dass wir sie tun. Wacher eben und weniger automatisch. Das gilt fürs Autofahren genauso wie fürs Zähneputzen, aber auch fürs Essen, Kaffeekochen, Spazierengehen, Zeitunglesen, Fensterputzen, Staubsaugen, Rasenmähen, die Computerarbeit sowie für Gespräche und Momente körperlicher Nähe. Und für allerlei weitere alltägliche Aktivitäten. Es ist schlicht die Art, wie wir innerlich gesammelt unsere Alltagsroutinen leben. Wir bringen Achtsamkeit in unser Leben, indem wir unsere Aufmerksamkeit immer wieder auf unseren Körper, diesen Moment und diesen Ort richten und uns bewusst dafür entscheiden, offen und freundlich sein zu wollen mit uns und unseren Mitmenschen und frei von schnellen Urteilen. Der Atem kann dabei ein mächtiger Verbündeter sein. Denn sobald wir merken, dass wir atmen, sind wir mit der Aufmerksamkeit automatisch in der Gegenwart. Somit hält der Atem den fortwährenden Kontakt zum gegenwärtigen Moment und führt uns immer wieder zu ihm zurück, sobald der Geist sich in Gedanken verloren hat und wir das bemerken.

Den Muskel der Achtsamkeit stärken

Wenn wir uns der Achtsamkeit öffnen und sie als neue Gewohnheit etablieren wollen, kann dies im Alltag selbst geschehen. Ganz einfach, indem wir uns immer wieder daran erinnern, achtsam sein zu wollen und offen zu sein für die Erfahrung, wie sie sich jetzt gerade zeigt. Jeden Griff zum Smartphone können wir bei dieser Übung zum Moment des Erinnerns werden lassen. Wenn wir uns vornehmen, den Atem bewusst zu spüren, bevor wir das Gerät nutzen, kann uns dieser kurze Moment des Innehaltens auf natürliche und leichte Weise in den gegenwärtigen Moment bringen. Und das viele Male im Verlauf eines Tages. Türklinken, der Griff der Kühlschranktür oder das Telefon auf dem Büroschreibtisch können ebenfalls mit einer solchen Erinnerungsfunktion belegt werden. Dieses Erinnern fördert unser Bewusstsein für das, was wir gerade tun oder beabsichtigen zu tun. Achtsamkeit wird damit zu einem Muskel, den wir mit jeder Wiederholung stärken und der so eine immer verlässlichere Tragkraft gewinnt.

Wir schließen Frieden mit uns selbst

Achtsamkeit ist in ihrem ursprünglichen Wesen die Freiheit, sich selbst und sein Leben immer wieder mit neuen Augen zu sehen. Achtsamkeit ist ein Zustand, in dem wir wach und lebendig sind. Wir nehmen die Welt wahr, wie sie ist. Wir trachten nicht danach, sie in ihrem gegenwärtigen Ausdruck zu verändern, antworten aber auf diese Gegebenheiten und gestalten so unsere Zukunft. Es ist ein Zustand, in dem wir auch uns selbst sein lassen, wie wir gerade sind, ohne irgendwie besonders sein zu wollen. Nicht besonders ruhig, entspannt, gelassen, weise oder frei von Problemen. All diese Zustände dürfen natürlich sein, aber in erster Linie sind wir offen für alles, was in uns und um uns herum geschieht, und schließen unseren Frieden damit. In erster Linie schließen wir Frieden mit uns selbst und nehmen Abschied von Ansprüchen an Allwissenheit und Perfektion. Damit hilft uns die Achtsamkeit, mit dem Leben auf stimmige und vielleicht sogar heitere Weise zurechtzukommen. Auch wenn es manchmal schwierig, traurig oder stressig ist.

Achtsamkeit fördert Mitgefühl

Angehörigen bietet die Praxis der Achtsamkeit die Möglichkeit, sich in einer ganz besonderen Fähigkeit zu üben, nämlich überhaupt erst mal mitzubekommen, wie sie auf eine aktuelle Situation reagieren und wie es ihnen damit geht. Welche Gefühle melden sich im Kontakt mit dem depressiv leidenden Partner? Wie reagiert der Körper? Welche inneren Muster setzen sich automatisch in Gang? Welche Denkgewohnheiten werden aktiviert? Brandet der Wunsch, helfen zu wollen, durch jede Zelle des Körpers? Oder bahnt sich eine Flut von Gefühlen und Gedanken ihren Weg, die nur die Botschaft „Koffer packen und raus hier!“ kennt?

Eine auf Achtsamkeit basierende innere Haltung gewinnt in Zeiten der Depression eine ganz besondere Qualität. Denn Achtsamkeit fördert die heilsame Kraft zum Mitgefühl und entlarvt Mitleid als eine zwar gut gemeinte, aber wenig förderliche und auf Dauer sogar destruktiv wirkende Reaktion. Achtsamkeit und Akzeptanz können im Verständnis dieser Ausführungen als Grundlage verstanden werden, auf der viele der noch folgenden Ideen und Anregungen basieren. Wobei ausdrücklich betont sein soll: Eine Situation oder Gegebenheit in der Existenz zu würdigen, sie zu akzeptieren und sich dafür zu öffnen – quasi in letzter Konsequenz vielleicht sogar einverstanden zu sein mit dem, was ist – bedeutet nicht, sie lieben zu müssen und zu pflegen. Es geht einzig darum, Tatsachen als solche anzuerkennen, die Grenzen der eigenen Einflussmöglichkeiten zu begreifen und auf dieser Grundlage klug zu handeln.

DURCH WELCHE BRILLE BETRACHTE ICH DIE WELT?

Wenn Wahrnehmung auf Bewertung trifft

Wir empfangen Reize, registrieren sie, ordnen sie ein und gehen mit diesen Informationen in Kontakt mit unserer Umwelt – mit unseren Mitmenschen und mit uns selbst. Diese Reize erreichen uns von außen und von innen. Von außen über unsere Sinnesorgane: Wir sehen, hören, riechen, schmecken und fühlen (tasten). Und von innen über unser Gedächtnis, das sich aus Gedanken, Gefühlen, inneren Bildern und Körperempfindungen speist. Im Grunde scheint unsere Wahrnehmung also ganz simpel zu funktionieren. Und so schön berechenbar.

So weit zur Theorie. Die Praxis hat ihre eigenen Gesetze und hält manche Überraschung bereit. Das beginnt schon bei der weiteren Verarbeitung der Reize. Bezogen auf die äußeren Quellen der Wahrnehmung, erfolgt diese Weiterverarbeitung nämlich nicht in den Sinnesorganen selbst (Augen, Ohren, Nase, Zunge, Haut), sondern im Gehirn. Die Sinnesorgane empfangen über ihre Rezeptoren lediglich den Ist-Zustand und leiten ihn in Form von Nervenimpulsen an das Gehirn weiter. Vereinfacht gesagt, werden die Impulse dort an die jeweils zuständigen Areale verwiesen und in bestehende Strukturen eingegliedert. Daraufhin setzen sich zahlreiche Gehirnaktivitäten in Gang, und am Ende entsteht das, was wir als „Wahrnehmung" bezeichnen.

Wahrnehmung ist subjektiv und selektiv

Dieser Prozess ist komplex. Gleich zum Anfang kommt die Brille ins Spiel, die wir gerade tragen. Diese Brille ist Ausdruck für die Ebene der Bewertung. Sie filtert die neutralen Impulse des Sehens, Hörens oder Fühlens und färbt die jeweilige Erfahrung auf ganz individuelle Weise. Mit Gläsern von Rosarot bis Rabenschwarz. Vieles ist möglich. Dabei steht die Brille als Metapher für unsere Erwartungen, Vermutungen und Befürchtungen, die wir in Bezug auf die konkrete Situation haben, aber auch für unsere grundlegenden Annahmen zur Welt und zu unserer Person. Ebenso für unsere Lebensgeschichte, unsere aktuellen Meinungen und Ansichten, unsere gespeicherten Verletzungen und ganz schlicht für die Stimmung, in der wir uns gerade befinden. Kurz: Wie wir eine Situation bewerten, prägt den Prozess der Wahrnehmung und entscheidet über das, was wir wahrzunehmen glauben. Denn jeder besitzt seine eigenen gefärbten Filterbrillen und erlebt die jeweilige Situation deshalb auf seine ganz persönliche Weise. Wodurch deutlich wird: Die menschliche Wahrnehmung ist nicht objektiv – sie ist subjektiv und selektiv. Das ist ein grundlegendes menschliches Merkmal. Das geht uns allen so.

Im Miteinander kompliziert wird es, wenn wir überzeugt sind, über die einzige zur Situation passende Brille zu verfügen, und obendrein genau zu wissen glauben, wie etwas sein sollte. Dieser Irrtum kann zu viel Stress führen und zu den gängigen zwischenmenschlichen Konflikten. Wer gerade recht hat und wer nicht, lässt sich selten klären. Dafür ist unsere Wahrnehmung von ihrer Natur aus einfach zu verschieden. Das wirkt auch in Situationen, in denen wir von anderen Menschen Verständnis erwarten. Zu unserem großen Erstaunen können diese unsere Sichtweise oft nicht nachvollziehen und reagieren anders, als wir es uns wünschen. Solange alle mit unterschiedlich gefärbten Brillen auf eine Situation schauen und sich dessen niemand bewusst ist, kann es schwierig sein, einen Konsens zu finden.

Zusammengefasst lässt sich also festhalten: Wahrnehmung ist im Ursprungsmoment grundsätzlich neutral, die Verarbeitung jedoch subjektiv. Wenn wir automatisch auf einen Impuls reagieren, verführt uns das dazu, bevorzugt das zu sehen, was wir wünschen, erwarten oder zu sehen fürchten, aber weniger das, was tatsächlich ist. Die persönliche Wahrheit kann dann nur zum Teil mit der objektiven Wirklichkeit übereinstimmen.

Unsere Art zu denken spielt bei der Verarbeitung von Wahrnehmungsreizen im Gehirn die entscheidende Rolle. Das Gehirn organisiert die Informationen der Nervenimpulse und ergänzt sie in Bruchteilen einer Sekunde aufgrund früherer Erfahrungen und aktueller Vermutungen. Die Filter der Bewertung schaffen letztendlich unsere Gefühle, regen weitere Gedankenvorgänge an und lösen konkrete Körperempfindungen aus – und damit immer neue Quellen für subjektive Sinnesreize, die dann von innen heraus den Kreislauf der auf automatischen Reaktionen basierenden Impulsverarbeitung in Schwung halten.

Die Lieblingsbrillen identifizieren

Wenn wir uns diese Vorgänge vergegenwärtigen und uns bewusst dafür entscheiden, weniger automatisch auf innere und äußere Impulse reagieren zu wollen, kann uns das im Alltag helfen, weil es die Gelassenheit stärkt. In der nicht-urteilenden Betrachtung der Dinge, wie sie die Praxis der Achtsamkeit in unser Leben bringen kann, bekommen wir immer mehr von der ursprünglichen Wirklichkeit mit und müssen deshalb seltener mit Rechthaberei reagieren. Weder im inneren Dialog noch öffentlich zur Schau gestellt. Oder mit belastendem Stress. Das kann uns auch helfen zu verstehen, auf welche Art und Weise unser Geist Realität bewertet und interpretiert. Sprich: welches unsere Lieblingsbrillen sind. Und wie häufig Probleme, Leid und Stress dadurch überhaupt erst entstehen beziehungsweise sich verschärfen.

Das heißt aus anderer Perspektive: Klarheit kann entstehen, wenn wir uns häufiger bewusst sind, durch welche Brille wir die Dinge gerade betrachten – und wenn wir uns in Erinnerung bringen, dass wir diese auch ablegen können, um die Gegebenheiten mit den Augen der Achtsamkeit zu sehen, also weder rosarot noch tiefschwarz, sondern ausgeglichen und mit wachem Gespür für das, was wirklich ist. Der von Achtsamkeit durchwirkte Blick auf die Dinge kann uns helfen, auch in schwierigen Situationen angemessen zu reagieren und häufiger stimmige Entscheidungen zu treffen.

DARF DEPRESSION SEIN?

Plädoyer für einen offenen und mutigen Blick auf das Phänomen depressiven Erlebens

Unsere Gesellschaft mag keine Mangelzustände, Defekte schon gar nicht. So wundert es nicht, dass Krankheit in unserer technisch geprägten Leistungsgesellschaft einen schlechten Ruf hat. Tadellos zu funktionieren ist der geforderte Normalzustand. Abweichungen davon gilt es so schnell wie möglich zu revidieren. Wobei sich die Grundüberzeugung in Schwarz-Weiß kleidet und die Ansicht vertritt: Entweder ist der Mensch gesund – oder er ist krank. Abstufungen werden spärlich wahrgenommen.

Doch nicht immer folgt die Wirklichkeit dem Wunsch. Der Mensch ist ein faszinierendes und komplexes Gesamtsystem und lässt sich allen Erfolgen der modernen Apparatemedizin zum Trotz nicht lückenlos steuern – und wird einfach immer mal wieder krank. Er erkrankt an Körper, Psyche oder Seele. Mal leichter, mal schwerer. „Skandal!", stöhnt die Gesellschaft und fährt schwere Geschütze auf, um dem Übel so schnell wie möglich ein Ende zu bereiten. Es kann schließlich nicht sein, was nicht sein darf. Verbunden mit den besten Genesungswünschen. *Damit du schnell wieder auf die Beine kommst.*

Holen wir diese allgemeinen Überlegungen aus der Anonymität des abstrakten Begriffs „Gesellschaft" auf die persönliche Ebene des Einzelnen, lässt sich wohl nüchtern notieren: Die meisten von uns können mit Krankheit und anderen Unregelmäßigkeiten nicht gut umgehen. Bei rein körperlichen Unpässlichkeiten wie beispielsweise einer leichten Erkältung können wir eine ganzheitliche Sichtweise noch am ehesten zulassen. Wir identifizieren zwar äußere Einflüsse wie Viren als Auslöser, gestehen aber durchaus ein, dass unser Verhalten (zu dünn angezogen) oder unser aktueller Zustand (zu viel Stress) zum Krankwerden beigetragen haben könnte. Dass diese Erkenntnis selten zu der

Einsicht führt, die Beschwerden mit Geduld auszukurieren, verstärkt den grundsätzlichen Eindruck vom unerwünschten Charakter des Krankseins.

Noch enger werden die Scheuklappen bei schweren oder gar lebensbedrohlichen Erkrankungen. Diese rufen so gut wie immer innerhalb von Bruchteilen einer Sekunde den Reparaturreflex auf den Plan. Wir verdrängen die ängstigenden Gefühle, die damit verbunden sind, statt uns mit ihnen auseinanderzusetzen, und kämpfen derart vehement gegen den inakzeptablen Zustand an, dass zum Beispiel unerwünschte Arzneimittelwirkungen billigend in Kauf genommen werden, egal, wie schwerwiegend diese auch immer sein mögen. Dass Körper und Geist zusammengehören und im dynamischen Wechselspiel miteinander verzahnt sind, ist zwar hinlänglich bekannt, doch im Fall einer ernsthaften Erkrankung gerät dieses Wissen noch immer schnell ins Abseits *Körper-Seele-Geist schön und gut, doch erst muss ich wieder gesund werden.*

In solchen Situationen wird deutlich, dass wir kaum über gesellschaftlich akzeptierte Sichtweisen verfügen, die eine Krankheit nicht ausschließlich als einen Feind ansehen, den es möglichst rasch zu vernichten gilt, sondern manchmal auch als eine potenzielle Anpassung des Organismus an eine belastende Ausnahmesituation, für die parallel zur Behandlung eine wohlwollende Anteilnahme gesünder wäre.

Das System strebt nach Gleichgewicht

Die menschliche Existenz ist mehr als ein berechenbares Wenn-dann-Gebilde. Es ist ein intelligentes System, das grundsätzlich nach Gleichgewicht strebt. Ist das Wohlbefinden, also das innere Gleichgewicht, gestört, versucht das System, sich selbstständig zu heilen. Ziel dieser sich selbst regulierenden Kräfte kann es sein, etwas noch Schlimmeres zu verhindern. Sehr häufig übrigens mit Erfolg, wenn sie genügend Zeit bekommen. Kleinere

Schnitt- und Schürfwunden sowie Entzündungen beweisen uns dies auf körperlicher Ebene immer wieder. Und auch unsere Psyche weiß, wie sie uns durch Gefühle der nicht krankhaften Angst vor gefährlichen Situationen warnen kann.

Diese einfachen Best-Practice-Beispiele sollen aber nicht verschleiern, dass die Anpassungsversuche der Selbstheilungskräfte auch misslingen können und sich eine Krankheit beziehungsweise Störung zu einem ernsthaften Problem ausweitet, das sich einer offensichtlichen Sinnzuschreibung entzieht.

Es ist nach wie vor ein Rätsel, wie sich der zur Selbstheilung fähige Organismus im Zusammenwirken von biologischen, geistigen, spirituellen und sozialen Aspekten organisiert. Mit dem verengten Blick durch die Dogmenbrille einer bestimmten Anschauung werden wir der Antwort kaum näher kommen. Für das komplexe System des depressiven Erlebens gilt dies im Besonderen.

„Wozu?“ statt „Warum?“

Vor diesem Hintergrund braucht es Offenheit und die Bereitschaft, ein depressives Leiden nicht nur als einen Defekt zu betrachten, der so schnell wie möglich repariert werden kann, auch wenn dies so wünschenswert ist. Wobei natürlich jeder Mensch das Recht hat, ein Phänomen wie die Depression als eine krankhafte Störung der Normalität zu betrachten, die so schnell wie möglich rückgängig gemacht werden muss. Doch der Blick auf die Realität zeigt: Das funktioniert so nicht. Eine Depression kann sich geradezu hindurchpflügen durch das Leben von Betroffenen und ihren Bezugspersonen. Es ändert sich so viel. Wenig bleibt, wie es war. *Warum ich? Womit habe ich das verdient? Was habe ich falsch gemacht?* Fragen wie diese drängen nach vorn und verlangen Klärung. Bei direkt von der Depression betroffenen Menschen und bei Angehörigen. Doch diese Fragen nach dem „Warum?“ haben meines Wissens noch zu keiner befriedigenden Antwort geführt.

Wenn die Frage nach dem „Warum?“ nicht weiterbringt, hilft vielleicht die Frage nach dem „Wozu?“. So hat es auch der Schweizer Psychotherapeut und Depressionsforscher Daniel Hell in seinem wegweisenden Buch Welchen Sinn macht Depression? formuliert. Hell geht damit über das verbreitete Reparaturdenken seines Berufsstandes hinaus und stellt nachvollziehbar dar, welchen Wert es haben kann, sich über eine mögliche Funktion der Depression Gedanken zu machen. Die ausschließliche Perspektive „Depression ist eine krankhafte Störung, die so schnell wie möglich weggemacht werden muss“ führe nicht zu den gewünschten Erfolgen, schlussfolgert er. Chronisches depressives Erleben und die diagnostische Kategorie der rezidivierenden Depression, also der wiederkehrenden Episoden, seien ein Indiz dafür, dass dem Phänomen mit einer reinen Reparaturmentalität nicht zufriedenstellend begegnet werden kann. Oder anders ausgedrückt: Viele Menschen bleiben ganz oder teilweise in ihrem depressiven Erleben stecken, wenn sie starr darauf beharren, dass ihr verändertes Erleben repariert wird und alles wieder so sein soll wie vor der Depression.

Es geht nicht um Schuld

Die Frage nach dem Sinn und dem „Wozu?“ einer Erkrankung wird manchmal mit einer Schuldzuschreibung oder mit persönlichem Versagen verwechselt – als wenn der Betroffene durch ein Tun oder Unterlassen die Krankheit oder Störung selbst herbeigeführt hätte. Es sei jedoch ausdrücklich betont: Sich bedrückt oder depressiv zu fühlen ist kein persönliches Versagen oder gar ein Fehler. Depressive Stimmungen und Symptome entstehen unter gewissen Gegebenheiten in unterschiedlicher Intensität ganz von allein. Steuernd eingreifen lässt sich erst im weiteren Prozess.

Dann entscheiden Denkgewohnheiten und Wahrnehmungsprozesse („Mit welcher Brille will ich diese Situation betrachten?") sowie innere Haltungen und äußere Handlungen darüber, ob sich die depressive Stimmung nach einer Zeit wieder verabschieden kann oder ob die Symptome chronisch werden und in ein tieferes depressives Erleben münden. Und selbst wenn sich die anfänglichen Symptome einer gedrückten oder depressiven Stimmung manifestieren und immer mehr Aspekte im Leben zum Stillstand bringen, resultiert daraus kein persönliches Verschulden. Depressiv leidende Menschen sind keine schwachen Menschen, sie sind in dieser Situation eher Opfer einer weitverbreiteten Unwissenheit, die im Kern auf einem Mangel an Informationen basiert. Denn um steuernd und gegebenenfalls mildernd auf die weitere Entwicklung depressiven Erlebens einwirken zu können, braucht der davon Betroffene Wissen, was sich genau in seinem Körper abspielt und welche elementare Rolle der eigene wertende Geist und das grübelnde Denken bei der Entstehung und Aufrechterhaltung leidvoller psychischer Zustände einnimmt. Die Vermittlung dieser grundlegenden Zusammenhänge wird in unserer Kultur stark vernachlässigt. Dieses Unwissen verursacht viel persönliches Leid.

Was sich jedoch ändern kann: Die Praxis der Achtsamkeit zeigt die Hintergründe dieser Prozesse auf und gibt uns konkrete Übungsmöglichkeiten an die Hand, um uns selbst immer besser verstehen zu lernen und unser Leben stimmiger und gesünder zu gestalten. Die Praxis der Achtsamkeit verhindert selbstverständlich nicht die Entstehung depressiver Symptome, aber sie kann sehr behilflich im Umgang mit ihnen sein.

Eine Frage der Funktion

Im Zusammenhang mit Depression ist der Begriff *Sinn* also nicht wie landläufig üblich als *Nutzen* zu definieren, was wahrlich unverständlich wäre, sondern könnte für das Verständnis hilfreicher als Frage formuliert werden: Hat die Krankheit beziehungsweise das, was vom gewohnten psychischen Erleben abweicht, für diesen Menschen in dieser konkreten Situation eine Funktion? Zum Beispiel als Versuch, ein aus den Fugen geratenes Gleichgewicht abzufedern? Um etwas Schlimmeres zu verhindern? Oder als eine zeitlich verzögerte Anpassung an außergewöhnliche äußere oder innere Bedingungen?

Die Frage nach dem möglichen Sinn der Depression zielt also auch auf den konkreten Aspekt, welche Funktion diese spezielle Form des Erlebens haben könnte. Ein offenes „Wozu?" erweitert die Sicht auf die Dinge und kann helfen, die Erlebnisse einzuordnen. Das führt zwar nicht zurück zur bekannten Normalität, wie sie vor der Depression war, kann aber eine neue Lebensgrundlage schaffen, die vielleicht mit weniger depressiven Symptomen auskommt.

Akzeptanz als Wegweiser

Eine offene und verständnisvollere Sicht auf Depression und Krankheit generell kann neue Perspektiven eröffnen. Zum Beispiel diese: Der Mensch leidet, wenn er das, was ihm widerfährt, nicht einordnen kann. Man könnte auch sagen, wenn er die damit verbundenen Gefühle und Gedanken nicht in sein bewusstes Erleben integrieren kann, sie nicht spüren kann oder will. Je enger unser Interpretationsrahmen zu den Ereignissen in uns und um uns herum ist, desto intensiver können wir darunter leiden. Im Umkehrschluss bedeutet dies: Je mehr Möglichkeiten uns zur Verfügung stehen, etwas, was uns widerfahren ist, einzuordnen und uns dem zu öffnen und einverstanden damit zu sein, umso schneller können wir unseren persönlichen Frieden mit dem Geschehen finden und damit neue Lebenskraft spüren. Akzeptanz dient hierbei als kraftvoller Wegweiser.

Der Seele Zeit geben

Depressives Erleben zwingt zum Innehalten und zur Ruhe. Was zeigt sich in dieser Phase? Vielleicht Hinweise, dass der Betreffende einen Weg gegangen ist, mit dem er im Grunde nicht übereinstimmt? Oder dass sich die Art und Weise des Denkens und des Beurteilens von Gegebenheiten und anderen Menschen als Sackgasse erwiesen hat? Oder melden sich Hinweise, die dem Leben eine neue Richtung geben? Häufig berichten Menschen, dass sie die Phase der Depression gebraucht hätten, sonst wären sie „nie aufgewacht". Beispielsweise um festzustellen, was wirklich wichtig ist für sie im Leben.

Die persönliche Verantwortung des Einzelnen bleibt zu jeder Zeit bestehen, ob im gesunden oder im kranken Zustand. Sie konfrontiert jeden von uns ein Leben lang mit Fragen wie: Lasse ich mein Leben mit Freude fließen und lebe es auf meine Weise? Oder blockiere ich meine Lebensenergie, weil ich am falschen Ort, mit einem falschen Menschen oder mit einer falschen Tätigkeit verharre? Mache ich viel zu viele Kompromisse? Habe ich meine Art zu leben den Umständen geopfert und komme damit nicht zurecht? Agiere ich über meine Möglichkeiten und reibe mich daran auf? Macht mich diese Situation krank?

Selbst wenn eine dieser Fragen mit Ja beantwortet wird, ist damit keine Schuld im Sinne von „schuldig sein" verbunden. Alle Lebensentscheidungen bergen die Gefahr des Irrtums. Doch nicht der Irrtum ist das Problem. Wenn überhaupt, ist es die nicht übernommene Verantwortung, eine für sich als nicht hilfreich erkannte Entscheidung neu zu treffen. So mancher Irrweg im Leben wird erst durch eine Krankheit deutlich, durch eine organische Beschwerde oder sonstige Unpässlichkeit körperlicher oder psychischer Natur.

Sollten wir die Depression also auch als möglichen Prozess des persönlichen Wandels und der Entwicklung verstehen? Manchmal braucht es eine Phase des Rückzugs und des Stillstands, damit die Seele Gelegenheit bekommt, schwierige Momente einzuordnen und zu verarbeiten oder Fehlentwicklungen aufzuzeigen und Alternativen anzubieten. Der typische Alltagslärm übertönt die feinen inneren Signale schnell. Kommt es dauerhaft zu einer Schwerhörigkeit für grundlegende eigene Bedürfnisse, kann der Weg vorübergehend ins Dunkel führen, wo die individuellen Lebenskräfte wurzeln. Nach der depressiven Episode können die davon betroffenen Menschen geklärt und gestärkt ans Tageslicht treten. Manchmal bleiben sie in solch einem Prozess aber auch stecken und scheinen den Kontakt zu ihren seelischen Lebenskräften fast komplett einzubüßen. Dann kann die Depression als eine ins Stocken geratene oder nicht vollzogene Wandlung verstanden werden.

Persönliche Angelegenheit

Die Frage nach dem „Wozu?" zu stellen ist eine sehr persönliche Angelegenheit. Beantworten kann sie nur jeder für sich selbst. Zwei Menschen dürfen ein identisches Erlebnis sehr wohl unterschiedlich betrachten. Angehörige sollten deshalb der Versuchung widerstehen, das depressive Erleben eines anderen mit einem Sinnzusammenhang zu belegen – und steht ihm dieser als Ehe- und Lebenspartner noch so nahe. Solche Vorstöße schaffen tiefe Gräben zwischen den Menschen.

Die Frage, ob das eigene depressive Erleben nicht nur quälend und belastend ist, sondern obendrein eine wie auch immer geartete Funktion oder einen tieferen seelischen Hintergrund haben könnte, kann nur jeder für sich stellen und beantworten. Zumal Angehörige genug mit sich selbst zu tun haben und mit einem eigenen Prozess des Wandels konfrontiert sind, der persönliche Antworten von ihnen verlangt. Sofern sie das „Wozu?" für ihre Person gleichfalls zulassen können und nicht ausschließlich auf das „Warum?" blicken oder auf die hilfsbedürftige Situation ihrer Partner.

Innehalten und hinhören

Auch bei Leiden wie einer Depression gilt das schon erwähnte Prinzip: Was wir nicht wahrhaben wollen, blüht im Verborgenen und sammelt dort Kräfte, um sich immer vehementer zu Wort zu melden. Depressive Symptome und Anzeichen von Erschöpfung einfach „wegmachen" zu wollen funktioniert nicht. Das beweist die Praxis jeden Tag. Wir müssen uns mit ihnen beschäftigen und hinhören. Und uns dafür öffnen, auf welche Art und Weise wir durch unsere automatischen, meist unbewussten geistigen Reaktionen an der Entstehung und Fortführung ungesunder Entwicklungen beteiligt sind. Erst dann haben sie die Chance, sich zu verändern. Vielleicht werden sie dann auch überflüssig.

Was die in diesem Buch angestellten Überlegungen eint, ist die persönliche Überzeugung, dass die Depression ein behandlungsbedürftiger Zustand der Körperfunktionen, der Denkgewohnheiten und des Erlebens ist – und dass sie allen Beteiligten meist auch etwas sagen will. Oder frei nach den inzwischen berühmten Worten des Schweizer Psychiaters C. G. Jung: Die Depression ist wie eine in Schwarz gekleidete Dame. Wenn sie sich anmeldet, dann weise sie nicht zurück, sondern empfange sie als deinen persönlichen Gast. Setze sie an deinen Tisch – und höre, was sie dir zu sagen hat. Dazu möchte ich gern ergänzen: Sei einverstanden damit, dass sie da ist. Du musst sie nicht lieben. Aber wenn du sie abweist, wird sie erneut an deine Tür klopfen. Vehementer und ganz bestimmt zu keinem passenderen Zeitpunkt.

Das Leben schillert in mehr Farben, als der Mensch sehen kann. Eine Kalenderweisheit, gewiss, aber diese Aussage macht uns darauf aufmerksam, dass selbst etwas Beunruhigendes wie eine Depression Sichtweisen für das persönliche Wachstum von direkt Betroffenen und ihren Angehörigen bieten kann.

Unsere innere Haltung entscheidet

In diesem Verständnis wünsche ich uns allen mehr Mut. Mut, die Dinge häufiger so sehen zu können, wie sie wirklich sind. Und nicht so, wie wir sie gern hätten und wie sie eigentlich sein sollten. Dass wir uns trauen, uns unserem Innenleben zuzuwenden und wahrzunehmen, was uns beschäftigt, berührt, begeistert und manchmal auch belastet. Vielleicht über unsere Sorgen zu sprechen und unsere Gedanken zu teilen, bevor sie zum tiefgreifenden Problem werden.

Eine gedrückte Stimmung sowie depressiv geprägtes Empfinden und Erleben sind im Ursprung natürliche körperliche und geistige Abläufe. Sie bringen zum Ausdruck, wie der menschliche Organismus auf belastende Situationen oder körperliche Vorgänge reagieren kann. Oft ist es ja ein Akt der heilsamen Anpassung, um ein Gleichgewicht wiederherzustellen, und damit eine menschliche Fähigkeit und kein Makel. Warum sollten wir solche grundlegenden Vorgänge voreilig und undifferenziert als „krank“ bezeichnen? Zumal „krank“ in unserem gesellschaftlichen Verständnis meist mit „falsch“ gleichgesetzt wird und als unerwünscht gilt.

Die persönlichen Beweggründe, Depression bevorzugt als Krankheit in einem medizinisch-organischen Zusammenhang sehen zu wollen, sind nachvollziehbar, denn das scheint den oft latent im Raum schwebenden Vorwurf zu entkräften, dass der depressiv leidende Mensch irgendwie selbst schuld sei an seinem Zustand. Doch diese Art der kurzfristigen Entlastung hat einen hohen Preis in Gestalt einer allgegenwärtig scheinenden Bereitschaft der Gesellschaft zur Stigmatisierung psychisch kranker Menschen. Ob die Gesellschaft als Ganzes und wir persönlich als handelnde Teile dieser Gemeinschaft jemals von dieser Bereitschaft loslassen können, scheint fraglich. Deshalb sollten wir parallel zur dringend nötigen allgemeinen Aufklärung über das Wesen der Depression individuell vorgehen und auf der persönlichen Ebene der eigenen

Erfahrungen aus einem Stimmungstief oder einer anfänglichen depressiven Verstimmung nicht vorschnell ein Drama kreieren. Wir sollten stattdessen unseren Blick für unsere Empfindungen weiten und uns ihnen mit Sanftmut und Nachsicht zuwenden. Es ist nichts Falsches daran, auf eine schwierige Situation mit Verlangsamung und Rückzug zu reagieren. Im Gegenteil, es kann die Gesundheit stärken, wenn die Seele Zeit bekommt, schwierige Erlebnisse zu verarbeiten und neue Wege aufzuzeigen.

Zur Wahrheit eines solchen Wunschs gehört aber auch, dass wir als bewusstseins- und lernfähige menschliche Wesen der fortschreitenden Dynamik einer Depression nicht vollkommen hilflos ausgesetzt sein müssen. Wenn wir nicht wahrhaben wollen, was ohnehin automatisch in unserem Körper und in unserem Geist stattfindet, können wir zusätzliche Probleme erzeugen. Wenn wir das, was sich ausdrücken will, bewusst oder unbewusst vermeiden, ignorieren und mit tausenderlei Aktivitäten überdecken, kann eine gedrückte Stimmung chronisch werden, und der davon Betroffene findet sich in einer Sackgasse wieder. Manche unserer Gewohnheiten und Überzeugungen erweisen sich in schwierigen Zeiten als wenig hilfreich und sogar als ungesund. Vor allem die zu starren und längst nicht mehr hinterfragten. Folgen wir ihnen dennoch, können Erschöpfung und depressives Empfinden und Erleben immer tiefer ins Leben sickern, es durchwirken und die Freude an unserem Dasein für eine unbestimmte Zeit fast bis zum Erliegen bringen.

Deshalb wünsche ich uns auch, dass wir erkennen und immer besser verstehen lernen, wie sehr es die Gesundheit und das Wohlbefinden fördern kann, auf lebendige und freundliche Weise nach innen zu schauen. Dass wir erkennen, dass uns unsere seelische Gesundheit nicht in die Wiege gelegt ist und ein Leben lang wie von selbst vorhanden ist, sondern dass wir etwas dafür tun müssen und tun können. Es geht um die Übernahme von Verantwortung für uns selbst. So wie wir unsere körperliche Gesundheit mit einer ausgewogenen Ernährung und maßvoller Bewegung unterstützen und kräftigen, können wir unsere seelische Gesundheit stärken, indem wir uns immer bewusster werden, wie wir gewöhnlich über die Dinge denken, wie wir auf dieser Grundlage dieser geistigen Prozesse fühlen, wie unser Körper reagiert und wie wir uns verhalten. Denn meist sind es, wie schon gesagt, gar nicht die Gegebenheiten an sich, die uns so beunruhigen, sondern die Art und Weise, wie wir darüber denken, sie beurteilen und interpretieren.

Das gilt auch für unsere Sicht auf Depression. Sich als Angehöriger mit der Depression eines nahestehenden Menschen auszusöhnen fällt gewiss schwer. Wenn überhaupt, wird dies wohl nur gelingen, wenn wir eine innere Haltung der Offenheit dazu entwickeln und aus tiefstem Herzen sagen können: Depression darf sein.

Depression soll sein dürfen? Ein unerhörter Gedanke. Doch haben wir im Grunde nicht vor allem deshalb ein so großes Problem mit dem Zustand der Depression, weil wir nicht wahrhaben wollen, wie das komplexe Gesamtsystem Mensch von Natur aus auf schwierige Situationen reagiert? Dieses Nicht-wahrhaben-Wollen verzögert den Behandlungsbeginn, verlängert die Leidenszeit und macht uns schwerhörig für das, was die Depression vielleicht zu sagen hätte. Lieben und festhalten müssen wir ihre Symptome deshalb nicht.

Depression sollte sein dürfen. Schon aus Eigennutz – dann müsste sie nicht so mächtig werden und könnte vielleicht auch schneller wieder gehen.

TEIL 3

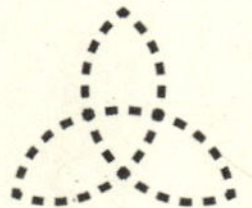

Neue Möglichkeiten entdecken

DER LANGE ATEM DER DEPRESSION:

Von der Last mit der Rolle

Das Zusammenleben mit einem depressiv leidenden Menschen fordert heraus, und es kann anstrengen. Dieses Eingeständnis ist der erste Schritt für Angehörige, selbst psychisch stabil zu bleiben, denn es schützt vor der permanent vorhandenen Gefahr zur Selbstüberschätzung und erinnert daran, ein Mensch zu sein – und keine unfehlbare, dauerbelastbare Maschine. Auf dieser Grundlage kann das eigene Verhalten immer wieder beobachtet, verstanden und überdacht werden. Ohne dieses Bewusstsein rutschen Bezugspersonen schnell in automatische Denk- und Verhaltensweisen und fühlen sich nach relativ kurzer Zeit wie fremdgesteuert. Sie reagieren nur noch und eilen wie im Autopilot-Modus von einem gefühlten Brandherd zum nächsten. Oft haben sie sich im Mitleiden verfangen und viel zu viel Verantwortung übernommen.

Deshalb lautet eine der zentralen Herausforderungen im Alltag: Was kann dem depressiv leidenden Partner, Freund oder Arbeitskollegen zugemutet werden und was nicht? Ab wann wirken die Hilfeleistungen und Schonungen eher kontraproduktiv? Weil Symptome gestärkt werden und sich ungesunde Rollenzuschreibungen in der Partnerschaft oder Beziehung manifestieren: hier der gesunde Helfer, dort der kranke Hilfsempfänger. Denn so entsteht ein ungesundes Klima, das viele Paare und Freundschaften teils Jahre über die depressive Episode hinaus begleitet.

In jeder Partnerschaft gibt es zwar Rollentendenzen, aber keine zementierten Zuschreibungen. In manchen Situationen hat der eine Partner die Lage besser im Griff, bei anderen Gelegenheiten verfügt der andere über die größeren Talente. Partner und Freunde ergänzen sich meist in ihren Stärken und Schwächen. Wobei für Paarbeziehungen festgestellt wurde, dass immer nur einer den jeweiligen Part einzunehmen scheint, der andere nimmt fast immer die gegensätzliche Rolle ein. Für die Zeit der Depression heißt das: Wenn der depressiv leidende Mensch mit der Krankenrolle identifiziert wird und sich selbst damit identifiziert, bleibt für den anderen nur die Rolle des stets starken Helfers.

Die Chance geben, Stärke zu beweisen

Gerade die scheinbaren Schwächen sind es, die uns als Menschen erkennbar machen und dafür sorgen, dass Beziehungen auch während einer Depression ausgeglichen bleiben können. Untersuchungen haben gezeigt, dass es sehr schwierig ist, starre Rollenzuschreibungen wieder aufzuweichen, und dass diese zeitlich sehr stabil sein können. Wenn Sie also sich selbst und Ihren Mitmenschen gegenüber stets den starken Helfer geben, kommen Sie aus dieser Nummer nur schwer wieder heraus. Im Gegenzug heißt das: Wenn Sie Schwächen zeigen, hat Ihr Partner die Chance, Stärke zu beweisen. Authentizität und Ehrlichkeit tut allen Beteiligten gut. Während der Depression und weit darüber hinaus. Das ist bestimmt nicht immer einfach umzusetzen. Doch was ist in Zeiten der Depression schon einfach?

Wenn das Pendel in die andere Richtung schwingt

Aber es lässt sich üben. Und allen Anstrengungen von Versuch und Irrtum zum Trotz scheint dies angenehmer und erfolgversprechender zu sein als der typische Verlauf einer depressiv geprägten Partnerschaft samt negativer, feindseliger und widersprüchlicher Kommunikation. Zumal sich eine weitere Dimension verfestigter Rollenzuschreibungen erst dann offenbart, wenn es dem Partner nach einer depressiven Episode zusehends bessergeht und er wieder wacher am Leben teilnimmt – mit eigenen Ideen, Erkenntnissen und Plänen und auf Basis einer neu erwachenden Vitalität.

Diese Phase des Wiedererwachens geht manchmal mit einem veränderten Ausdruck der depressionstypischen Ichbezogenheit einher. Ging es während der depressiven Episode meist um die allgegenwärtigen Schwächezustände des Betroffenen und seine ausweglos scheinende Situation, schlägt das Pendel nun zur anderen Seite aus, und das Selbstwertgefühl und das eigene Wohlbefinden rücken offensiv in den Mittelpunkt. Das ist vollkommen nachvollziehbar, denn die Betroffenen spüren nach einer quälenden Phase des depressiven Stillstands und der Gefühlsleere wieder Lebensfreude, und sie haben das Gefühl, endlich wieder etwas Einfluss nehmen zu können auf das eigene Leben. Was das soziale Umfeld natürlich gleichfalls freut – und doch kann nahen Angehörigen die Situation arg zu schaffen machen. Vor allem, wenn sie sich im Rahmen ihres Rollenverständnisses und der damit verbundenen Zuständigkeiten immer umfassender für den seelischen Zustand des anderen verantwortlich gefühlt, jede seiner vielen Fragen beantwortet und irgendwann fast alle Entscheidungen im Zusammenleben allein getroffen haben. Erst, weil sie es mussten, dann, weil es zur Gewohnheit geworden war. Denn plötzlich werden sie nicht mehr gebraucht, ihre Meinung zählt nicht mehr, und manchmal scheint es sogar, als müsse sich der Partner in seinem Genesungsprozess ausgerechnet von jenen Menschen distanzieren, die ihnen während der depressiven Episode am treuesten zur Seite gestanden und die ihre Schwächezustände so direkt miterlebt haben. Meist ist das der direkte Ehe- oder Lebenspartner.

Dem geliebten Menschen geht es wieder besser; das war stets das Ziel aller, und die Erleichterung darüber ist groß – und doch kann sich diese neue, für das direkte Umfeld meist unsensibel wirkende Selbstbezogenheit wie eine Ohrfeige anfühlen. *Jetzt geht es erst mal um mich* scheint als neuer Unterton in vielen Aktionen und Unterhaltungen mitzuschwingen.

Laufen diese Prozesse weitgehend unbewusst ab, kann es gut sein, dass sich der Angehörige in seiner Verwirrung nur noch stärker an die gewohnte Rolle des allwissenden Helfers klammert und sich zunehmend auch ungefragt und mit bedrängendem Unterton in die Belange des Partners einmischt. Das kann das Konfliktpotenzial erhöhen – und dann beginnt sich das Zusammenleben auf eine ganz andere Art zu verkomplizieren. Mit viel Streit und Unverständnis für andere Sichtweisen als die eigenen. Es scheint, als habe der einst depressive Partner zu Kraft und Lebensfreude zurückgefunden, und man selbst bleibt erschöpft und ausgemergelt zurück. So berichten es Angehörige immer wieder. Kein Wort des Dankes, stattdessen ein subjektiv empfundener Tritt ins Hinterteil. Das sind exakt jene Momente, in denen sich aufgestauter Groll meldet. Entweder direkt durch intensive Gefühle der nicht länger zu deckelnden Wut – oder indirekt durch körperliche Symptome. *Dabei schien doch endlich alles wieder gut zu sein.*

Diese Zusammenhänge führen auf direktem Weg zum Vorwort dieses Buches. Darin heißt es: „Das Zusammenleben mit einem depressiv erlebenden Partner kann aus vielerlei Gründen belasten. Dies kann dazu führen, dass sich Angehörige mit der Zeit als Opfer der Gegebenheiten fühlen. Das erscheint nachvollziehbar, gründen die eigenen Schwierigkeiten doch ursächlich in den Problemen eines anderen Menschen. Doch gerade dieses ‚Opfer'-Empfinden lässt viele Angehörige verzweifeln – und viel länger und intensiver leiden als nötig. Das Gefühl, vom Leben ungerecht behandelt zu werden, kann es erschweren, der Depression und ihren Auswirkungen im Alltag mit Akzeptanz zu begegnen. Das führt auf Dauer fast zwangsläufig zu Groll – und der wendet sich mit seiner destruktiven Energie gegen den Angehörigen selbst und begleitet ihn meist noch weit über die aktuelle Krankheitsphase des Partners hinaus."

GRENZEN SETZEN STATT MAUERN BAUEN:

Die Anerkennung der Freiwilligkeit

Angehörige sind aufgefordert, ihren Wunsch zu helfen mit klarer Bewusstheit zu mäßigen und den Blick immer wieder auf sich selbst und die eigenen Überzeugungen, Denkgewohnheiten und Verhaltensweisen zu lenken und nicht allein auf die Situation des hilfsbedürftigen Gegenübers. Auch das steht im Vorwort dieses Buches. Damit ist indirekt eine bereits kurz erwähnte Fähigkeit angesprochen: das Gesunde-Grenzen-Setzen. Das ist wirklich ein zentraler Punkt. Kaum eine Tippsammlung verzichtet auf diesen Hinweis, und in den meisten Angehörigen-Foren im Internet stoßen die Leser auf mehr oder minder heftig formulierte Aussagen wie diese: *Du musst unbedingt was für dich tun und ihm klarmachen, dass das so nicht geht.* Oder: *Setz ihr klare Grenzen, sonst gehst du vor die Hunde.* Diese Beispiele sind im konkreten Wortlaut aus der Erinnerung notiert, geben jedoch wirklichkeitsnah die unter den Formulierungen brodelnden Grundenergien wieder, nämlich Wut, Frust, Flucht und Ablehnung.

Aufzeigen, was geht

Ob es auch anders geht, ist eine Frage des Blickwinkels. Definieren wir Grenze im Sinne von „Bis hierhin darfst du an mich herankommen“? Oder als „Bis hierhin kann ich für dich da sein“? Die Bedeutungen für das Miteinander im Alltag sind grundverschieden. Für Angehörige geht es darum, ein Gefühl dafür zu entwickeln, was sie an diesem Tag und in dieser konkreten Situation leisten können. Harsch gesetzte Grenzen signalisieren Ablehnung und schotten ab. Das ist ihre verborgene Botschaft. Schaffen Angehörige hingegen aktiv einen Rahmen, von dem sie wissen, dass sie innerhalb dieses Raums als verlässliche Partner zur Verfügung stehen können, signalisieren sie Verlässlichkeit und Stütze. Zwar nicht unbegrenzt, aber sie gehen mit sehr viel mehr Klarheit für ihre Möglichkeiten in die Situation.

Wünschenswert wäre eine Kommunikation, die aufzeigt: Bis hierhin kann ich im Moment für dich da sein und mit dir fühlen. Innerhalb dieser Grenzen bin ich für dich da. Zuverlässig. An manchen Tagen ist dieser Rahmen enger gesteckt, an manchen weiter. Die praktische Übung der Achtsamkeit kann die dafür nötige Orientierung geben und eine handhabbare Leitlinie sein. Und eine flexible dazu. Denn in den Zeiten der Depression gibt es immer wieder akute Situationen, in denen die Not des anderen so groß ist, dass Angehörige über aktuelle Grenzen hinausgehen. Das ist in der Regel auch kein Problem, weil es der Situation angemessen ist. Zum Beispiel bei Angst- oder Panikattacken.

Das „schlechte Gewissen" darf entspannen

Für Angehörige depressiv erlebender Menschen geht es darum, ein achtsames Gespür dafür zu entwickeln, ob und, falls ja, in welcher Intensität die jeweilige Situation eine persönliche Grenzziehung erforderlich macht und zulässt. An dieser Stelle meldet sich ein weiterer Anspruch mancher Ratgeber: „Aber bitte ohne schlechtes Gewissen." Auch das passt meiner Meinung nach selten zur Realität. Ist es nicht nachvollziehbar und natürlich, spontan ein unangenehmes Gefühl zu spüren oder gar ein schlechtes Gewissen, wenn man sich von einem geschätzten oder geliebten Menschen in einer Situation innerlich distanziert – obwohl man sieht, dass es ihm oder ihr nicht gutgeht? Dies nicht wahrhaben zu wollen kann durch die Hintertür noch mehr unter Druck setzen. Gesünder scheint auch hier achtsame Akzeptanz: *Obwohl ich mich nicht gut damit fühle und es gern anders hätte, weiß ich, dass ich jetzt und an dieser Stelle für mich sorgen sollte, weil ich im Moment nicht mehr geben kann. Das kann morgen schon wieder anders sein.*

Angesichts dieser Art der Selbstfürsorge kann sich das schlechte Gewissen entspannen und vielleicht sogar einer inneren Überzeugung Platz machen, das Richtige und Hilfreiche für alle getan zu haben.

Für die tägliche Kommunikation bedeutet dies: Angehörige müssen nicht jeder bedrohlichen Gefühlswallung unmittelbar nachgeben, aber sie sollten auch nicht so tun, als ob sie ständig alles im Griff hätten und „alles gut" wäre. Daraus wird auf Dauer eine Maske, die mehr schadet als nützt. Der depressiv erlebende Mensch fühlt sich nicht ernst genommen, weil er sehr genau merkt, dass diese Maske nicht der Wahrheit entspricht. Das depressive Reaktionsmuster auf eine solche Wahrnehmung dürfte dem Angehörigen hinlänglich bekannt sein: Rückzug.

Grenzen können als Abweisung empfunden werden oder als persönliche Stärke, an der sich das Gegenüber orientieren kann. Es ist für Angehörige immens wichtig, in sich hineinzuhorchen, ob sie eine Grenze setzen, weil sie wissen, dass sie bis an diesen Punkt als zuverlässige Partner fungieren können. Oder ob sie glauben, sich gegen etwas wehren zu müssen, und nicht wissen, wie sie es anders ausdrücken könnten. Harsch gesetzte Grenzen sind immer auch Ausdruck von verpassten Gelegenheiten und akuter Hilflosigkeit. Und sie verhindern den Blick auf die konkreten Bedürfnisse – auf die eigenen und die des Gegenübers.

Mut zum Nichtwissen

Für Angehörige heißt das auch, sich den Grenzen ihrer Einflussmöglichkeiten bewusst zu werden. Haben Sie Mut zum Nichtwissen. Sie müssen nicht auf jede Frage Ihres depressiv erlebenden Gegenübers eine Antwort haben. Wenn es um Belange des Partners geht und dieser die Verantwortung abgeben möchte, indem er Sie um Rat fragt, prüfen Sie genau, ob es in dieser Situation ratsam ist, dass Sie eine Entscheidung für ihn treffen.

Vielleicht kann es auch angemessen sein, die Frage ganz simpel zurückzugeben: Was meinst *du*, was jetzt richtig für dich ist? Lassen Sie sich von der wahrscheinlichen Erwiderung „Ich weiß es auch nicht" nicht entmutigen. Dann gibt es eben noch keine Antwort. Lassen Sie Ihrem Partner Zeit, eigene Antworten zu finden, eigene Lösungen zu entwickeln und eigene Entscheidungen für sich zu treffen. Das ist nämlich trotz allem *seine* Aufgabe – nicht Ihre.

Anerkennung der Freiwilligkeit

Auch wenn das Zusammenleben mit einem depressiv erlebenden Partner anstrengt, es immer wieder mal frustrieren kann und manchmal sogar nur schwer aushaltbar scheint, sollten sich Angehörige bewusst machen, dass sie ihre Hilfe grundsätzlich freiwillig geben. Sonst fühlen sie sich später als Opfer der als ungerecht empfundenen Gegebenheiten. Die Anerkennung der Freiwilligkeit fördert das Gefühl für Selbstwirksamkeit, also des stärkenden Empfindens, mit einer belastenden Situation umgehen und Einfluss darauf nehmen zu können. Das ist ein eminent wichtiges Kriterium für psychische Gesundheit und Wohlbefinden.

Im Kontakt mit den eigenen Möglichkeiten zu sein, achtsam positive Grenzen zu setzen und einen Rahmen zu definieren fördert die Fähigkeit, sowohl für den Partner da zu sein als auch für sich selbst. An dieser Stelle treffen sich Mitgefühl und Selbstfürsorge – und es kann eine neue Quelle für Kraft und Zuversicht entstehen.

VOM TUN-KÖNNEN UND BESSER-BLEIBEN-LASSEN:
Ideen für den Alltag

Es gibt viele Hinweise, die detailliert schildern, was Angehörige tun können und besser bleiben lassen sollten, um in der Zeit der Depression selbst stabil zu bleiben. Häufig ist es die immer wieder neu formulierte Botschaft von „Akzeptiere“, „Lass stehen“, „Hab Geduld“. Die Fülle an Tipps kann inspirieren, aber auch verwirren. Praktikabel ist es, die am ehesten machbaren Anregungen auszusuchen und umzusetzen, alle anderen können warten. Und das immer im Bewusstsein, dass es in vielen Fällen kein Richtig und kein Falsch gibt.

Dabei sind Angehörige grundsätzlich gut beraten, ein offenes Ohr für ihre individuelle seelische Realität zu entwickeln, sich dieser zu öffnen, sie zu spüren und anzuerkennen. Akzeptanz und Verständnis gelten in Zeiten der Depression selbstverständlich immer auch für die eigene Person – und nicht ausschließlich für die jeweils aktuelle Gemütsverfassung des depressiv leidenden Partners. Das bedeutet nicht, Emotionen und Gefühlen zu jeder Zeit freien Lauf zu lassen und sich in das bereits erwähnte „Opfer“-Empfinden zu begeben. Die Auswirkungen einer belastenden Situation können aber erst entschärft und ein Stück weit kontrolliert werden, wenn klar gespürt und benannt wird, was im Zusammenleben so schwierig ist, was konkret belastet. Sehen, wie es ist: Erst auf dieser Grundlage kann Einsicht entstehen. Eine Einsicht, die einen Blick auf die wahre Natur der Gegebenheiten gewährt und Ideen ihre hilfreiche Energie entfalten lässt.

Oft ist dies auch eine Frage des richtigen Zeitpunkts. Denn selbst ein so heilsamer Aspekt wie Akzeptanz kann neue Probleme bereiten, wenn er vorschnell über eine als belastend erlebte Situation gestülpt wird. „Erst die Anerkennung, wie es ist, dann die Akzeptanz“ könnte die Leitidee dazu lauten. Was also ist so schwierig im Zusammenleben mit einem depressiv erlebenden

Partner? Die Antworten darauf können individuell sehr verschieden sein. Doch erst auf dem Boden dieser Erkenntnisse kann wirkliche Akzeptanz stattfinden. Vorher ist es eher die Idee von Akzeptanz, die man lieb gewonnen hat und vor sich herträgt. Das jedoch ist ein Zustand ohne Wurzeln und Tragkraft.

Durchhaltevermögen ist gefragt

Die Heilung einer Depression braucht Zeit. Schon die vielfältigen körperlichen Symptome des depressiven Erlebens sprechen für diese These. Für die Angehörigen erfordert diese Situation Durchhaltevermögen. Geduld und Spucke, wie die Großmütter dieser Welt wissen. Und die Bereitschaft für den Blick auf die eigene Person. Also den Mut aufzubringen, sich mit dem auseinanderzusetzen, was die Depression des Partners bei einem selbst bewirkt.

Die Angst, von der Verlangsamung und Hoffnungslosigkeit des Partners angesteckt zu werden, zieht sich wie ein roter Faden durch die Erlebnisberichte Angehöriger. Es ist jedoch deutlich klarzustellen: Weder kann man von einer Depression direkt infiziert werden, noch kann ein depressiv erkrankter Mensch seine innere Not und Verzweiflung bei einem anderen Menschen gegen dessen Willen deponieren. Und doch fühlt es sich häufig so an. Denn Angehörige werden durch den Kontakt mit einem depressiv leidenden Menschen mit dem eigenen Innenleben konfrontiert, mit den eigenen Umgangsweisen mit belastenden Situationen und mit der eigenen Veranlagung zur depressiven Reaktionsweise. Je enger der Kontakt ist, umso direkter wirken diese Mechanismen.

Die Heilung einer Depression braucht Zeit – eine unendliche Geschichte muss aber nicht daraus werden, und eine Phase des depressiven Erlebens ist nicht das Ende der Welt. Wir können selbstverständlich weiter in Verbindung bleiben, auch wenn manche Kommunikationskanäle zwischenzeitlich immer mal wieder gestört sind.

Irrtümer sind menschlich, Perfektion nicht

Angehörige nehmen im Therapieprozess eine wichtige Rolle ein. Sie können durch ihre Präsenz und ihr Verhalten den depressiv erlebenden Menschen entlasten und damit in gewissem Maß zur Besserung der Situation beitragen. Sie haben aber nicht die Macht, den Zustand nachhaltig zu verändern. Sind Angehörige zu engagiert und überfürsorglich, erreichen sie oft das Gegenteil. Ebenso wenn Sie beginnen, ihre Not durch Kritik am Gegenüber oder durch unwillig erbrachtes Helferverhalten auszudrücken. Auf dieser Gratwanderung Irrtümer zu begehen und Situationen nicht passend einzuschätzen ist menschlich. Ein allzu ausgeprägter Anspruch an Perfektionismus ist es nicht. Von diesem Geist sind die nun folgenden Ideen und Anregungen für den Alltag erfüllt.

Übernehmen Sie Verantwortung für sich selbst. **Erlauben Sie sich, Ihr Leben weiterzuleben,** während Sie für den anderen da sind, wenn er Sie wirklich braucht. Sie haben trotz all der Schwere das Recht auf Freude und Leichtigkeit. Damit helfen Sie sich und Ihrem Partner.

Aktivieren Sie den depressiv erlebenden Partner, bedrängen Sie ihn aber nicht. Machen Sie **Angebote**, und lernen Sie, mit einem Nein zu leben. Während der Depression muss die Kontaktaufnahme verstärkt von außen erfolgen, trotz der scheinbar permanenten **Zurückweisung**. Akzeptieren Sie, dass es so ist. Sie werden es nicht ändern.

Doch tun Sie möglichst nicht so, als perle die häufige Zurückweisung an Ihnen ab. Beobachten Sie Ihre Gefühle, und gestehen Sie sich Ärger, Sorgen, Wut und Unverständnis ein. Gefühle anzuerkennen bedeutet nicht, diese direkt auszuleben. Das wäre tatsächlich häufig unangemessen. Aber bereits durch die Wahrnehmung und die Akzeptanz können sich die schlimmsten inneren Drucksituationen von allein entschärfen. Sich mit seinen eigenen Gefühlen, Empfindungen und Reaktionen zu beschäftigen kann gewiss anstrengend sein, es nicht zu tun wird auf Dauer aber noch viel anstrengender. Spätestens wenn sich der Körper ein Ventil für die innere Not sucht – und findet.

Aber ich muss doch für ihn da sein! Stimmt. Jedoch nicht immer. Die Kunst im Zusammenleben mit einem depressiv erlebenden Partner scheint die **gesunde innere Distanz** zu sein. Sofern es die Situation erlaubt. Wichtig ist, dass Sie, so gut es geht, den Kontakt zu Ihren eigenen Bedürfnissen bewahren. Nicht jede Verabredung werden Sie einhalten können, aber Freundschaften und Hobbys sind außerordentlich wichtig. Pflegen Sie diese.

Verständnis und Unterstützung sind wichtig für den depressiv erlebenden Partner, das heißt aber nicht, dass Sie sich seiner Sicht der Dinge **grenzenlos** hingeben müssen, indem Sie zum Beispiel seinen Klagen endlos zuhören.

Ihre Fähigkeit zur Unterstützung in allen Ehren, aber **halten Sie Maß.** Ihr Partner mag eine depressive Episode erleben, deshalb muss er nicht komplett in Watte gepackt werden. Eine zu umfassende Schonung verstärkt die Depression. Verabreden Sie stattdessen die Erledigung angemessener Aufgaben im Haushalt oder im Garten. Handwerkliche Tätigkeiten sind rein geistigen Aufgaben vorzuziehen. Der Denkfluss und das Konzentrationsvermögen sind in Zeiten der Depression gehemmt. Weitere, aus Unwissenheit erzeugte Misserfolgserlebnisse braucht kein Mensch.

Rechtzeitig Grenzen zu setzen, bevor man selbst krank wird vor lauter Anstrengung und Besorgnis – das scheint eine besonders hilfreiche Fähigkeit zu sein. Denken wir an solche Grenzen, haben wir meist unser Gegenüber im Blick. Doch geht es wirklich immer nur darum, dem anderen situativ eine Grenze aufzuzeigen? Deutlich zu machen, dass er oder sie dies oder das nicht machen sollte? Oder geht es auch darum, sich selbst und seine aus Hilflosigkeit resultierende Überhilfsbereitschaft zu zügeln? Also sich selbst beim **Gesunde-Grenzen-Setzen** mit einzubeziehen? Nicht alles, was gut gemeint ist, wirkt sich schließlich auch gut aus.

Ein solcher Blick auf innere und äußere Grenzziehungen lässt zudem erahnen, dass eine Grenze nicht zwangsläufig ein Bollwerk sein muss mit einer großzügigen Pufferzone, in der man den anderen bereits weit vorher von sich fernhält. Eine Grenze kann wie gesagt auch zum **Ort der Begegnung** werden. Ein Ort, an dem man sich trifft und an dem deutlich wird: *Bis hierhin kann ich zuverlässig für dich da sein.*

Auch wenn es mitunter auf wenig Gegenliebe stößt, kann es eine Ihrer hilfreichsten Unterstützungsmaßnahmen sein, den Partner immer wieder **zu ermutigen.** Damit dieser seine Kontakte pflegt, Spaziergänge unternimmt oder sich anders bewegt. Und damit er trotz der Verstimmung und des eingeschränkten Energieniveaus weiterhin so aktiv wie möglich ist, statt sich zurückzuziehen oder sich gar in seinen Zustand einzuigeln. Wenn Sie unsicher sind, welche Art der Unterstützung jetzt gerade angemessen ist, fragen Sie doch direkt nach: Was wünschst du dir jetzt? Vielleicht erhalten Sie sogar eine Antwort.

Üben Sie sich schon im **Gedankenlesen**, und schreiben Sie jedem Verhalten Ihres Partners eine Bedeutung zu? Machen Sie den Realitätscheck – und fragen Sie auch in solchen Situationen, statt Ihren Vermutungen freien Lauf zu lassen. Die weisen nämlich meist in eine ganz andere Richtung.

Unterstützen Sie Ihren Partner, **eigene Lösungen** für konkrete alltägliche Belange zu finden, aber präsentieren Sie Ihre Ideen nur mit Bedacht. Auch wenn das im hektischen und anstrengenden Alltag manchmal so einfach scheint, damit das Thema vom Tisch kommt – doch mit zu viel Einsatz fördern Sie nur die depressionstypische Selbstwahrnehmung, nutzlos zu sein und nichts mehr auf die Reihe zu bekommen. Ja, es ist kompliziert.

Flotte Musik aus dem Radio? Die darf sein, auch wenn ein Familienangehöriger unter Depressionen leidet. Alle anderen tun es schließlich nicht.

Wenn Sie trösten wollen, dann nur, wenn Sie es auch so meinen. Unechter Trost und dahergesagte Floskeln bewirken oft das Gegenteil des Gewünschten. Der Partner mag im depressiven Erleben feststecken, aber er ist nicht begriffsstutzig. Er wird das Unechte erkennen und sich zurückziehen. Nicht aus Bockigkeit, sondern **weil die Depression nicht allzu viele andere Reaktionsmöglichkeiten zulässt.**

Wer mit seinem Partner weiterhin im Kontakt bleiben möchte, sollte Bemerkungen wie diese **unterlassen:** *Du wirst sehen, es wird schon wieder. Kopf hoch, ein Indianer kennt keinen Schmerz. Loslassen hilft! Du musst nur wollen.*

Sie haben so schön argumentiert und eine Eins-a-Zuversicht an den Tag gelegt – und was passiert? Ihr Partner findet zielsicher das rabenschwarze Körnchen. Bleiben Sie dennoch am Ball, **atmen Sie weiter,** und lassen Sie negative Details an sich vorüberziehen.

Apropos: Es ist ein Unterschied, ob Sie Vorwürfe und Ablehnung an sich vorüberziehen oder diese an sich abperlen lassen. Wortklauberei, meinen Sie? Nun: Abperlen lassen erfordert eine Schutzschicht, die zuvor mit viel Energieeinsatz aufgebaut und die ständig auf Unversehrtheit kontrolliert werden muss. Hinter dieser Schicht lauert zudem die innere Überzeugung, dass die gesamte Situation „eigentlich" so nicht sein dürfte. Obwohl sie so ist, wie sie ist. Damit zu hadern, es aber nicht ändern zu können, kostet viel Kraft. Wenn Sie sich jedoch angewöhnen, manche Dinge bewusst an sich vorüberziehen zu lassen, ohne in die damit verbundene

Geschichte eventueller Kränkungen einzusteigen, bleiben Sie viel **offener** und **beweglicher** in Ihren inneren und äußeren Reaktionen. Das spart sehr viel Kraft – und fühlt sich einfach besser an.

Wobei das Ab*perlen*lassen bereits ein großer Fortschritt ist gegenüber dem Ab*prallen*lassen. Wenn Sie Blicke und Worte von sich abprallen lassen, führt das schnell zu einem destruktiven „Pingpong" in der Kommunikation, weil etwas, was bei irgendwem abprallt, natürlich auch wieder bei jemandem ankommt und von dort wiederum ungeöffnet an den Absender zurückgeht. Irgendwann weiß niemand mehr, wer eigentlich Sender und Empfänger der Urbotschaft war und wer mit dem ganzen Stress überhaupt angefangen hat. Das Ergebnis ist ein großes Durcheinander, das den ganzen Tag vergiften kann. Deshalb ist die Fähigkeit, manche Bemerkung oder manches belastende Schweigen „einfach" (!) einmal an sich vorüberziehen zu lassen, so wertvoll. Abperlen geht aber auch – es ist immer noch besser als Pingpong...

Stopp! Was war das? Ist da eine **Träne**? Wenn ein depressiv erlebender Mensch weint, dann lassen Sie ihn. Tränen sind Ausdruck von Trauer, und Trauer ist ein Gefühl und damit das Gegenteil von der typischen inneren Leere einer Depression. Ermutigen Sie Ihren Partner, zu trauern und Gefühle zu zeigen. Das sind gute Zeichen, denn wenn die Gefühle wieder in Fluss kommen, können sich die Symptome langsam verabschieden. Langsam, weil sich die biologische Verankerung natürlich erst lösen muss. Allerdings meldet sich hier auch die Begrenztheit von konfektionierten Handlungsanweisungen zu Wort. Trauerzustände können chronisch werden, dann wirken nicht versiegen wollende Tränen nicht mehr reinigend und lösend, sondern sind Ausdruck einer festgefahrenen Verzweiflung. Und Kennzeichen eines tiefen depressiven Erlebens, das dringend behandelt werden sollte.

Schlafprobleme sind ein prägendes Symptom der Depression. Betroffene und Angehörige leiden darunter. Das kann so weit führen, dass sich die Partner wechselseitig zusätzlich um die Nachtruhe bringen. Eigene Schlafzimmer sind eine praktische Lösung. Aber bitte nicht von „*getrennten* Zimmern" reden. Das hat einen unnötig negativen Beigeschmack. Die Formulierung „*eigene* Zimmer" wirkt sehr viel sanfter und angemessener.

Stellen Sie sich einmal in der Woche vor den **Spiegel**, und sagen Sie laut: *Sie hört mich, auch wenn sie alles ablehnt, was ich vorschlage.* Oder: *Er liebt mich, obwohl er aus seinem Zimmer kaum noch herauskommt.* Wenn Sie gut in Fahrt sind, können Sie gleich fortfahren: *Ich bin sauer, ich bin müde, ich mache mir Sorgen, ich weiß nicht, wo das noch hinführen soll, hoffentlich reicht das Geld, ich könnte heulen, ich will auch mal wieder Sex.*

So, jetzt geht's schon wieder, oder? Falls nicht: Holen Sie sich Unterstützung.

Hand aufs Herz: Wie lautet die **Telefonnummer** Ihrer besten Freundin oder Ihres besten Freundes?

Da macht man und tut man, reibt sich auf, erledigt alles, sagt eigene Termine ab, kriegt schon selbst Beklemmungen… und dann muss man sich auch noch diese **Vorwürfe** anhören, dass man ihn nicht versteht, man könne ja von Glück reden, dass es einem selbst gutgeht... das ist doch... 21... 22... 23... weiteratmen! Es ist Depression.

Wie lautet die **Telefonnummer** der Freundin oder des Freundes doch gleich?

Hat Papi mich denn gar nicht mehr lieb? Was habe ich Böses getan, dass Mami mir nicht mehr vorliest? **Kinder** spüren das depressive Erleben von Mutter oder Vater ganz genau. Getreu den kindlichen Allmachtsfantasien wird das depressive Geschehen auf sich selbst bezogen. Sprechen Sie mit Ihren Kindern. Sagen Sie ihnen, dass es nichts mit ihnen zu tun hat, „wenn Papi schon wieder fast den ganzen Tag im Bett geblieben ist". Aber bitte altersgemäß und nicht als Partnerersatz. Zu viele Informationen sind für Kinder ähnlich belastend wie fehlende Informationen. Besser: Papi/Mami hat dich immer noch lieb, er/sie kann es im Moment nur nicht so gut zeigen. Das ist so für eine Zeit, es wird sich aber auch wieder ändern.

Ein **Hund** kann für Aktivität und Bewegung sorgen. Das sind wichtige Faktoren, die den Heilungsprozess unterstützen. Aber bringen Sie Rex, Achilles oder Flocke nicht als Überraschungsbündel mit nach Hause. Das wird dem Tier nicht gerecht und der Situation auch nicht. Der Vorschlag, über ein Haustier nachzudenken, ist jedoch erlaubt. Die gemeinsame Fahrt zum Tierheim auch.

Ein blank gewienertes Treppenhaus kann eine Augenweide sein, der tadellos gepflegte Vorgarten auch – doch wenn Ihnen die Hausarbeit, die Versorgung der Familie und die Vielzahl der alltäglichen Anforderungen **über den Kopf** zu wachsen beginnen, prüfen Sie genau, was jetzt gerade wirklich wichtig ist und was nicht – und ob Sie jemand dabei punktuell unterstützen kann. **Warnsignale** haben die Aufgabe zu warnen. Das ist ihre Kernkompetenz. Achten Sie auf Ihre eigenen Körpersymptome, die eine Überforderung ankündigen.

Wo Sie gerade dabei sind, die Telefonnummer Ihrer besten Freundin beziehungsweise Ihres besten Freundes zu suchen: Geben Sie in die Suchmaske der Suchmaschine mal **Angehörigengruppen** und den Namen Ihrer Stadt ein. Für alle Fälle.

An Ihrem **inneren Badezimmerspiegel** ist doch sicherlich noch ein Plätzchen frei. Für einen selbstklebenden Zettel. Auf dem steht: *Ja, es ist anstrengend, und es wird vorübergehen.*

Und vielleicht für einen zweiten? *Ich bin nicht* ***Gott.*** *Bruce Allmächtig gibt es nur im Film.*

Endlich mal wieder ausspannen? Jede halbe Stunde hilft. Achten Sie darauf, dass Sie nicht alle lieb gewonnenen Wohlfühlmomente der Pflichterfüllung opfern. Ein Bad, der Lieblingssong, ein Spaziergang, eine meditative Viertelstunde… das sind die konkreten täglichen **Kraftquellen**, die in Zeiten der Anspannung entspannend wirken.

Sie ertappen sich dabei, eine **Rund-um-die-Uhr-Überwachung** aufzubauen? Ihr Organisationstalent in allen Ehren, doch die Antwort darauf lautet: Stopp, stopp, stopp! Dreimal stopp! Unterlassen Sie das. Das werden Sie nicht durchhalten. Akzeptieren Sie die Grenze Ihrer eigenen Belastbarkeit.

Vertagen Sie grundlegende **Lebensentscheidungen** wie zum Beispiel die Gedanken an eine Trennung auf die Zeit nach der Depression. Sie brauchen Ihre Kraft für die Bewältigung des Alltags.

Körperliche Nähe und Sex spielen in Zeiten der Depression kaum eine Rolle. Es ist eine der typischen Auswirkungen depressiven Erlebens und kann zusätzlich Nebenwirkung mancher Medikamente sein. Auch auf die Gefahr hin, dass Sie es nicht mehr hören können: Akzeptieren Sie es. Es ist so. Aber bitte verdrängen Sie es nicht komplett. Sexualität ist bestimmt nicht alles im Leben, aber sie ist eine machtvolle Energie, die sich auf Dauer nicht ignorieren lässt. Und sei es überraschend als Wutausbruch oder aggressives Verhalten. Seien Sie sich dessen bewusst. Das ist der erste Schritt, um damit klarzukommen.

Depression mit dem allgegenwärtigen Klima von Schwere und Hoffnungslosigkeit hat große Macht und kann **sozial ansteckend** wirken. Wenn man sich als Außenstehender nicht vorsieht, ist man schnell mittendrin im erschöpften Erleben. Beginnen Sie, die Dinge ebenfalls schon wie durch eine schwarze Brille zu sehen? Machen Sie sich immer mehr Sorgen? Reden Sie darüber! Ja, auch wenn Sie ein Mann sind!

Noch einige **Floskeln** und **Appelle** für die Tonne: *Kopf hoch, das wird schon wieder. Du musst nur ganz fest dran glauben. Anderen geht es noch viel schlechter. Was hatten wir doch für schöne Zeiten. Ich meine es doch nur gut. Denk doch auch mal an die Kinder.*

Ein gut geführter **Streit** kann die Atmosphäre in einer Partnerschaft klären, in Zeiten der Depression enden kontroverse Gespräche jedoch schnell in verbissen geführten Grabenkämpfen. Außerdem: Wenn einer den Streit gewinnt, muss ihn ein anderer verlieren. Das ist meist der gehandicapte Partner, der sich früher oder später schweigend zurückziehen wird. Was Sie als Angehörigen nicht zur irrigen Annahme verführen sollte, dass Sie als Sieger aus diesem Scharmützel hervorgegangen sind. Überzeugung geht anders.

Es zählt zu den depressiven Symptomen, dass die Fehler der Vergangenheit ein immer größeres Gewicht erhalten. Das führt oft zu **Schuldgefühlen** und **Grübelschleifen**. Lenken Sie das Gespräch geschickt immer wieder auf die Gegenwart. Aber auch hier ohne Floskeln.

Ein depressiv leidender Partner ist trotz aller Einschränkungen und Probleme ein Mensch, der **Wertschätzung** und **Respekt** verdient. Entscheidungen sind vom Angehörigen zu akzeptieren, auch wenn diese nicht ins eigene Weltbild passen. Sollen jedoch bedeutende Lebensentscheidungen während einer akuten depressiven Episode getroffen werden, kann es nötig sein, sich als Angehöriger vehementer einzuschalten. Vor allem, wenn Sie das Gefühl haben, dass diese Entscheidung ohne die depressive Sichtweise so nicht gefallen wäre und der Partner es später bereuen könnte.

Sie ertappen sich dabei, sich für die Stimmungslage Ihres Partners oder Freundes verantwortlich zu fühlen? Retten Sie sich zum **nächsten erreichbaren Spiegel** – und blicken Sie hinein. Dort liegt Ihre erste Verantwortung.

Ein grippaler Infekt, Regelbeschwerden oder Rückenprobleme lassen sich nicht an der Haustür abwimmeln, weil Ihr Partner gerade eine depressive Phase erlebt. **Sie haben weiterhin das Recht**, dass es Ihnen auch schlechtgehen darf. Brauchen Sie eine Auszeit und alltagspraktische Unterstützung? Öffnen Sie sich dafür, und bitten Sie Ihr Umfeld darum. Freunde, andere Familienangehörige – aber ausdrücklich auch den depressiv erlebenden Partner selbst. Trauen Sie ihm oder ihr das im Rahmen der Möglichkeiten zu. Das weicht auch ein allzu festgezurrtes Rollenverständnis auf, wer in der Beziehung „der Kranke“ und wer „die Gesunde“ ist (oder umgekehrt).

Und mit am wichtigsten: Erinnern Sie sich immer wieder an die **Wirklichkeit** hinter all den depressiven Symptomen, an Ihre grundsätzlich liebevollen Gefühle für Ihren gerade depressiv erlebenden Angehörigen – für Ihren Mann, Ihre Frau, Ihren Vater, Ihre Mutter, Ihren Sohn, Ihre Tochter oder Ihre Freundin, Ihren Freund. Diese Liebe ist die größte Macht, die uns miteinander verbindet und die der Depression mit ihren tausendundeinen schwierigen Momenten hin und wieder den Stecker zu ziehen vermag.

Bewahren Sie sich das Bild, das Sie von Ihrem Partner hatten, bevor er in die Depression rutschte. Was hat Sie an ihm oder ihr fasziniert, was mögen Sie ganz besonders? Schreiben Sie es auf, wenn Ihnen danach ist. Die Depression hat die Macht, das alles zu überdecken. Die depressiven Symptome sind aber nur eine Momentaufnahme. Auch wenn diese unterschiedlich lange andauern kann: Es wird wieder anders. Wahrscheinlich nicht exakt so wie vor der Depression. **Aber anders** – und das kann auch schön sein.

Und zum Abschluss dieser Sammlung noch einige Anregungen, bei denen es weniger ums Tun-Können und Besser-bleiben-Lassen geht, sondern darum, was Angehörige konkret für sich tun **sollten:**

Tätigkeiten, die **einfach Spaß** machen, egal, ob produktiv oder zeitverschwenderisch. Alles, was Spaß macht, entspannt. Den Effekt verstärken die bereits genannten konkreten **Entspannungstechniken** Progressive Muskelentspannung oder Autogenes Training. Bitte denken Sie daran: Auf die Momente der Anspannung haben Sie in Zeiten der Depression wenig Einfluss – aber Sie selbst entscheiden, wie viel Sie von Ihrem Stress wieder abgeben.

Als wirksam haben sich auch einige Formen der achtsamkeitsbasierten Stressbewältigung erwiesen. Zum Beispiel das Kursprogramm **MBSR** (Mindfulness-Based Stress Reduction), eine leicht erlernbare Hilfe zur Selbsthilfe im Alltag. Weitere Informationen dazu erhalten Sie im Anhang dieses Buches.

Für Kurse und tägliche Übungen habe ich nun wirklich nicht auch noch Zeit! Diese Einschätzung liegt nahe und ist nachvollziehbar angesichts der vielen zusätzlichen Aufgaben und der gefühlten Dauerbereitschaft, die von Ihnen verlangt wird. Und trotzdem: An Ihren Stressquellen können Sie derzeit nur wenig ändern, Entspannung und eine gesündere Umgangsweise aber können Sie initiieren und damit die Folgen einer möglichen Überforderung lindern. Das fördert Ihre Gesundheit. Überlegen Sie also nicht länger, **ob** Sie eine Methode lernen sollen, **entscheiden Sie sich für eine, die Ihnen gefällt.** Und praktizieren Sie sie.

Selbstfürsorge als Antwort auf die Depression meines Partners? Ist das nicht viel zu egoistisch? **Mal ehrlich:** Wie wirksam wird Ihre Hilfe sein, wenn Sie erschöpft sind und nicht mehr können? Null? Vermutlich nahe dran.

Ernähren Sie sich ausgewogen und bewusst, und schlafen Sie genügend. Gewinnen Sie das Gefühl für Ihren individuellen **Biorhythmus**, und achten Sie darauf, ihm gemäß zu leben. Hilfreich ist zudem maßvolle **körperliche Bewegung** bei Sport und Spiel, aber auch **Alltagsfitness** wie Treppensteigen statt Liftfahren, bewusste Garten- und Hausarbeit oder Spaziergänge. Körperliche Bewegung reduziert Stresshormone.

Alle diese Gedanken können eine konkrete Unterstützung für den Alltag sein und gleichzeitig ein Ausgangspunkt für Ihre persönliche Art der Umsetzung. Sie haben zusätzlich eigene Ideen? Setzen Sie diese um, kreativ und mutig! Und **seien Sie sich dabei selbst ein guter Freund und eine gute Freundin.** Wie das funktionieren soll? Zum Beispiel so: Was würden Sie einer lieben Freundin raten, wenn diese sich mit vergleichbaren Problemen an Sie wendet? Dann setzen Sie diese Gedanken für sich selbst um. Das hilft auch Ihrem Partner, Ihrer Freundin, Ihrem Kollegen. Ich wünsche Ihnen viel Erfolg dabei!

RÜCKSCHAU:

Zeit für ein Schlusswort

Die Zeit lässt Erinnerungen verblassen. An manchen Wunden eilt sie auch ungerührt vorbei. Obwohl „meine" Zeit als Angehöriger nun schon einige Jahre zurückliegt, klopft sie immer mal wieder an und legt mir fast schon freundschaftlich vertraut den Arm auf die Schulter. Noch heute ertappe ich mich dabei, ab und an übervorsichtig in Stimmungen hineinzuspüren und im partnerschaftlichen Miteinander vorsorglich wie auf rohen Eiern zu laufen. Obwohl das die Situation längst nicht mehr erfordert. Und noch heute muss ich mich hüten, nicht aus Versehen in die Destruktivität der indirekten Kommunikation zu verfallen und so das Miteinander unnötig zu verkomplizieren. Vielleicht erinnern Sie sich: Wenn der Partner im depressiven Erleben gefangen ist, vermeiden Angehörige vorsorglich alles, was Kontroverse, Streit oder einen erneuten Rückzug provozieren könnte, und lassen ihren inneren Druck *lieber* durch indirekt formulierte Andeutungen ab – und das bevorzugt im Beisein anderer, weil die öffentliche Bühne ungefährlicher erscheint als das private Zwiegespräch daheim.

Bestens vertraut sind mir auch manche Langzeitfolgen festgefahrener Rollenzuschreibungen. Situativ zu hinterfragen, wer gerade „der Gesunde" und wer „der Kranke" ist, kam mir lange nicht in den Sinn. Da konnte der grippale Infekt noch so intensiv oder der Ischias noch so schmerzhaft sein. Den Kontakt zu manchen meiner Bedürfnisse hatte ich im Wunsch zu helfen und in der Überzeugung, „der immerzu Starke" zu sein, mit der Zeit aus den Augen verloren, und es dauerte, bis ich dazu wieder eine natürliche und lebendige Beziehung aufgebaut hatte. Die Dynamik der Depression kann wirklich einen verdammt langen Atem haben.

In dieser Rückschau soll es aber um Aussöhnung gehen und nicht erneut um die Schilderung schwieriger Momente. Und so frage ich mich heute: Was hätte ich damals anders gemacht, wenn ich das, was ich heute weiß, schon früher gewusst hätte? Diese Frage ist natürlich hypothetisch, weil sie an der Vergangenheit nichts ändert.

Scheinbar nichts ändert – in Wirklichkeit ändert sie ganz viel, weil ich darüber zu wertvollen Erkenntnissen gelangt bin. Erkenntnissen, die mir heute helfen, weil ich Teile der Vergangenheit anders einordne und diese einfacher loslassen kann; manchmal auch einfach im Sinne eines So-stehen-Lassens. Das reduziert den subjektiven Schmerz und bringt Licht in manche Zusammenhänge.

Der Blick zurück zeigt mir auch, wie überraschend häufig mir die Rolle des Angehörigen im Grunde begegnet. Im übertragenen Sinn immer dann, wenn ich mit einer Begebenheit konfrontiert bin, die mein Leben beeinflusst, die ich aber nicht ändern kann, weil die Macht dafür bei jemand anderem liegt oder sich der Schlüssel für die Lösung eines Problems dem allgemeinen Zugriff entzieht. Direkt spürbar kommt dies zum Tragen, wenn ein Mensch, der mir viel bedeutet, in eine missliche Lage gerät; das können eine schwere Krankheit sein, komplizierte Lebensbrüche und Schicksalsschläge, Sucht in jedweder Form oder die Auswirkungen des Alters, besonders bei Demenz.

Dieses hypothetische „Was wäre, wenn“ führt mich zu den Stichwörtern „Entspannung“ und „abschalten können“. Die Zeit der Depression ist meist von Dauerstress geprägt. Dass ich an den Ursachen der Belastung nicht viel ändern konnte – eigentlich so gut wie nichts –, habe ich irgendwann begriffen. Heute weiß ich: Ich hätte mich eher für eine Methode entscheiden sollen, um die Auswirkungen der Belastungen nicht so nachhaltig im Körper zu speichern. Die Dosis macht bekanntlich das Gift, und jede Überdosis wirkt irgendwann toxisch, wenn es an Entlastung mangelt. Das gilt für körperliche Vorgänge und auch für geistige Prozesse. Als mir die Praxis der Achtsamkeit zeigte, dass ich nicht alles glauben muss, was ich denke, und dass es gelingen kann, den eigenen Gedankenfluss zu beruhigen, wirkte das enorm befreiend.

Zudem hätte ich mich frühzeitiger informiert: was Depression genau ist und was sich beim depressiven Erleben im Körper und im Geist abspielt. Mein laienhaftes Verständnis von diesen Zusammenhängen hat mich überfürsorglich agieren lassen und meine Selbstüberschätzung genährt.

Und ich hätte mir weniger Sorgen gemacht. Besser gesagt: Ich hätte mich immer wieder darin geübt, mich nicht *bei jeder Gelegenheit* zu sorgen. Denn Sorgen sind die Eingangspforte für Überlastung und Erschöpfung und bereiten Rollenerwartungen einen festlichen Empfang. Sich um einen anderen Menschen zu sorgen, wenn es diesem schlechtgeht, ist nachvollziehbar und normal. Dieses grundsätzliche, auf Empathie und Mitgefühl basierende Gefühl meine ich auch gar nicht. Sondern die vielen kleinen alltäglichen Gelegenheiten. *Wird es mit der Autofahrt glücken? Hat es mit dem Einkauf geklappt? Wie ist die Stimmung zu Hause, wenn ich nicht da bin? Macht sie es so, wie ich es gesagt habe? Hat er wenigstens heute den Rasen gemäht?* Und so weiter, und so fort. Die Liste kann endlos sein.

Sich zu sorgen entspringt zum Teil dem persönlichen Wunsch nach Kontrolle. Auch daran ist ausdrücklich nichts auszusetzen. Der Wunsch, ein gewisses Maß an Einfluss zu haben auf das, was im eigenen Leben vor sich geht, und die Richtung selbst zu bestimmen, ist elementar menschlich und nachvollziehbar – sofern es auf die eigene Person und die eigenen Handlungsmöglichkeiten beschränkt bleibt. Das Leben als Ganzes kontrollieren zu wollen, womöglich inklusive des Verhaltens seiner Mitmenschen, führt schnell zu Problemen und schafft ständig neues Leid. Und so kann die grundsätzlich mitfühlende Energie des Sich-Sorgen-Machens das Maß der liebevollen und hilfreichen Fürsorge weit übersteigen und zur schlechten Angewohnheit werden. Dann zeigt sie ihre unheilvolle Seite. Gegen den sich Sorgenden selbst wendet sie sich spätestens dann, wenn aus einer Idee ein Muster geworden ist. *Es wird nur dann funktionieren, wenn es so läuft, wie ich es mir vorstellen kann,* flüstert die dazugehörige Überzeugung. Und selbst beim abendlichen Einschlafen wispert sie: *Das sollte er nicht tun. Das würde ich ganz anders machen.*

Das Thema, auf das sich die Besorgnis bezieht, ist austauschbar. Blüht diese Dynamik im Verborgenen, verleibt sie sich immer weitere Lebensbereiche ein. Sich aus Gewohnheit zu sorgen kann auch dazu führen, sich zunehmend überall einzumischen und Eigeninitiative zu behindern. Aber gerade die ist in Zeiten der Depression für den direkt Betroffenen so wichtig. Übermäßige und nicht mehr hinterfragte Sorge hält den Menschen, auf den sich diese Sorge bezieht, klein, lähmt und raubt Hoffnung und der Zuversicht die Kraft. Sie ist Ausdruck des Mitleidens und lässt wenig Raum für die heilsamen Aspekte des Mitgefühls. Denn schwingt hinter der doch so gut gemeinten Sorge nicht stets auch die unbewusste Botschaft mit: *Ich traue dir nicht zu, dass du es allein kannst?* Das ist eine unbequeme und vielschichtige Wahrheit. Aber sie wirkt und nimmt sich ungefragt ihren Raum. Deshalb würde ich lernen, mich bei aller Fürsorge weniger zu sorgen. Auch wenn es mir schwerfiele und ich das rechte Maß vielleicht nicht immer auf Anhieb erkennen würde.

Stattdessen würde ich mich darin üben, mehr Vertrauen zu entwickeln. In den Lauf der Dinge und in mein Gegenüber sowie seine Kompetenz, zur rechten Zeit das jeweils Stimmige zu tun oder zu lassen. Ich würde Geduld haben, mich mit meinen Urteilen zurückhalten und abwarten, welche Lösungen sich für alltägliche Fragen ergeben, wenn ich diese nicht vorgebe. Und ich würde Mut haben, mein eigenes Leben weiterzuführen, für mich zu sorgen und trotzdem für den anderen da zu sein.

Die Zeit lässt Erinnerungen verblassen. Das kann hilfreich sein, weil nicht jeder Schmerz und jeder Groll wieder und wieder erlebt werden müssen. Irgendwann ist die Zeit sogar reif für ein persönliches Schlusswort. Für eine abschließende Würdigung, die das Erlebte als Bestandteil des eigenen Lebens einordnet –

basierend auf dem Gespür für die eigene Rolle, die eigene Verantwortung und für das eigene persönliche Wachstum inmitten all der Turbulenzen.

Ich habe in meiner Rolle als Angehöriger bestimmt nicht alles richtig gemacht, und ich werde in ähnlichen Situationen auch künftig nicht alles richtig machen. Doch was ist schon richtig und was falsch? Und für wen und in welcher Situation? Für die vielen Fragen und Probleme des Alltags gibt es keine alles umfassende „richtige“ Lösung. So ist die größte Hilfe wohl die, einfach da zu sein. Und da zu bleiben, auch wenn es manchmal schwierig ist.

Die eigene Unsicherheit auszuhalten, die eigene Hilflosigkeit und die Ratlosigkeit – das ist wohl die größte Herausforderung im Zusammenleben mit einem depressiv erlebenden Menschen. Dies alles auszuhalten, es zu spüren und zuzulassen, dass es jetzt gerade für den geliebten Menschen keine Hilfe von außen geben kann, und trotz alledem da zu sein und da zu bleiben – genau das ist die Lösung.

Vielleicht erinnern wir uns dann auch daran, dass wir alle – ob gerade gesund oder krank – eine elementare Gemeinsamkeit haben: Wir alle sind Menschen, die jederzeit versuchen, auf ihre Art und Weise ihr Bestes zu geben. Das gelingt mal besser, mal ist es holpriger. Doch wir alle wollen glücklich, zufrieden und gesund sein. Wir alle wollen Wohlbefinden spüren und ein stimmiges Leben führen. Das verbindet uns. Letztlich ist es dieses Erinnern an unsere gemeinsame Menschlichkeit, die Angehörige tragen kann: durch die herausfordernde Zeit der Depression an der Seite eines anderen Menschen und durch ihr eigenes Leben.

Mitgefühl ist die Antwort auf die Not des anderen, Selbstfürsorge die Antwort auf die eigene Not. Jeder Tag ist anders, jede Situation neu. Mal überwiegt die eine Antwort, mal die andere. Mitgefühl und Selbstfürsorge immer öfter Hand in Hand gehen zu lassen wäre ein schöner Versuch.

ZURÜCK AUS DEM SCHATTEN

Ich wollte für dich da sein – und habe gemacht.
Ich wollte für dich sorgen – und habe gemacht.
Ich wollte auf dich achtgeben – und habe gemacht.
Dann konnte ich nicht mehr.
Ich konnte nicht länger machen.
Das änderte viel.
Ich lernte, für mich da zu sein – und dich zu sehen.
Ich lernte, für mich zu sorgen – und dich zu hören.
Ich lernte, auf mich achtzugeben – und dich zu fühlen.
Das brachte mich zurück aus dem Schatten.
In kleinen Schritten.
Zu mir. Zu dir. Zu uns.

ANHANG

INSPIRATION

Über meine eigenen Erfahrungen als Angehöriger hinaus haben viele Puzzleteile das Gesamtbild dieser Arbeit geprägt. Manche davon wirkten besonders inspirierend. Allen voran das Buch *Gesund durch Meditation*, das Standardwerk der westlichen Achtsamkeitsliteratur von Jon Kabat-Zinn, sowie die Bücher von Kristin Neff und Christopher Germer zum Themenkomplex „Achtsames Selbstmitgefühl“. Hinzu kommen die Gedanken des Psychotherapeuten Daniel Hell, der in seinem Buch *Welchen Sinn macht Depression?* wegweisend nach dem „Wozu?“ des depressiven Erlebens gefragt hat. Oder die des Autors und Familientherapeuten Guy Bodenmann, der die tieferen Zusammenhänge in Familiensystemen und in Paarbeziehungen thematisiert. Ebenfalls in die Kategorie „Inspiration“ fallen die Erkenntnisse von Jeannette Bischkopf, die so intensiv wie kaum eine zweite mir bekannte Autorin die Situation von Angehörigen depressiv erlebender Menschen beleuchtet und daraus hilfreiche Schlüsse für die professionelle Beratungsarbeit ableitet. Die Initialzündung für diese Arbeit aber hat ein vom Umfang eher unscheinbares Buch gegeben. Es trägt den Titel *Mit dem Herzen denken* und wurde aus Vorträgen des Dalai Lama verfasst. Das Buch handelt von der Kraft des Mitgefühls.

WEITERFÜHRENDE LITERATUR

Dalai Lama: *Mit dem Herzen denken*, Fischer, Frankfurt 2005

Germer, Christopher: *Der achtsame Weg zum Selbstmitgefühl. Wie man sich von destruktiven Gedanken und Gefühlen befreit*, Arbor, Freiburg 2015

Heimes, Silke: *Kreatives und therapeutisches Schreiben. Ein Arbeitsbuch*, Vandenhoeck & Ruprecht, Göttingen 2013

Hell, Daniel: *Welchen Sinn macht Depression? Ein integrativer Ansatz*, Rowohlt, Reinbek, 10. Aufl. 1994

Kabat-Zinn, Jon: *Gesund durch Meditation. Das vollständige Grundlagenwerk zu MBSR*, O. W. Barth, München 2011

Kornfield, *Jack: Meditation für Anfänger*, Arkana, München, 17. Aufl. 2004

Das weise Herz. Die universellen Prinzipien buddhistischer Psychologie, Arkana, München, 10. Aufl. 2008

Frag den Buddha und geh den Weg des Herzens, Kösel, München 2017

Kornfield, Jack, und Joseph Goldstein: *Einsicht durch Meditation. Die Achtsamkeit des Herzens*, Arbor, Freiburg 2005

Löhmer, Cornelia, und Rüdiger Standhard: *Timeout statt Burnout. Einübung in die Lebenskunst der Achtsamkeit*, Klett-Cotta, Stuttgart 2012

Moeller, Michael Lukas: *Die Wahrheit beginnt zu zweit. Das Paar im Gespräch*, Rowohlt, Reinbek, 37. Aufl. 2010

Neff, Kristin: *Selbstmitgefühl. Wie wir uns mit unseren Schwächen versöhnen und uns selbst der beste Freund werden*, Kailash, München 2012

Selbstmitgefühl. Schritt für Schritt, Arbor, Freiburg 2014

Schulz von Thun, Friedemann: *Miteinander reden*, Bde. 1 bis 3, Rowohlt, Reinbek, 48. Aufl. 2010 (Bd. 1), 32. Aufl. 2010 (Bd. 2), 27. Aufl. 2013 (Bd. 3)

Schwäbisch, Lutz, und Martin R. Siems: *Selbstentfaltung durch Meditation*, Rowohlt, Reinbek 1995

Williams, Mark, John Teasdale, Zindel Segal und Jon Kabat-Zinn: *Der achtsame Weg durch die Depression*, Arbor, Freiburg 2009

Speziell für Therapeuten:

Bischkopf, Jeannette: *Angehörigenberatung bei Depression*, Ernst Reinhardt, München 2005

Bodenmann, Guy: *Depression und Partnerschaft. Hintergründe und Hilfen*, Huber, Bern 2009

Das Wissen um die unterstützenden Möglichkeiten einer auf Achtsamkeit basierenden Haltung dem Leben gegenüber, wie sie in Teil 2 dieses Buches beschrieben werden, nutzen auch immer mehr standardisierte Verfahren zur Stressbewältigung. Dazu zählt besonders die von Jon Kabat-Zinn und Mitarbeitern ab Ende der 1970er-Jahre in den USA entwickelte Methode MBSR. Dieses Kürzel steht wie gesagt für den englischen Begriff „Mindfulness-Based Stress Reduction". In Deutschland ist die Übersetzung „achtsamkeitsbasierte Stressbewältigung" geläufig.

Dabei handelt es sich um ein strukturiertes und weltanschaulich neutrales Trainingsprogramm, das seine Wirksamkeit inzwischen vielfach wissenschaftlich unter Beweis gestellt hat. Im Gesundheitswesen zum Beispiel begleitend zur Behandlung schwerwiegender Krankheiten, bei der Behandlung von chronischen Schmerzzuständen, Ängsten, Panikattacken, Schlafstörungen, Kopfschmerzen, Migräne, Depressionen und dem Burnout-Syndrom. Als Prophylaxe verstanden, kann ein Achtsamkeitstraining nach der MBSR-Methode die Gesundheit und die Widerstandskraft gegen Stress stärken. Ebenso das Bewusstsein für die wichtigen und hilfreichen Dinge im Leben. Beim MBSR-Kursprogramm geht es im Kern darum, dass die Teilnehmerinnen und Teilnehmer lernen, wie sie sich besser um sich selbst kümmern können. Das kann als Unterstützung der natürlichen Selbstheilungskräfte begleitend zu einer somatischen oder psychischen Behandlung stattfinden oder losgelöst davon mit eigenständigem Wert.

Den Geist beruhigen, das Herz öffnen

Die achtsamkeitsbasierte Praxis im MBSR basiert auf der Beobachtung des Geistes und enthält meditative Übungen in Ruhe und Bewegung. Hinzu kommen sanfte Körperübungen aus dem Yoga sowie alltagspraktische Aspekte wie achtsames Essen und achtsame Kommunikation. Das konkrete Übungsprogramm eines MBSR-Kurses umfasst einen Zeitraum von acht Wochen mit wöchentlichen Gruppensitzungen von circa zweieinhalb Stunden Dauer, täglichen 45-minütigen Übungen zu Hause und einem Übungstag in Stille. Ziel des Trainings ist es, die Prinzipien von Achtsamkeit ins tägliche Leben zu bringen, also die wohlwollende und nicht-urteilende Präsenz sowie die Offenheit für Körperempfinden, Gefühle und Gedanken. Und dass die Übenden sich ihrer ungesunden Reaktionsweisen immer bewusster werden und neue, gesündere Alternativen im Denken und Handeln erproben können und umsetzen.

Eine bewusste Reise durch den Körper

Eine zentrale MBSR-Technik ist zum Beispiel der sogenannte Body-Scan. Dabei wandert die oder der Übende mit absichtsvoller Aufmerksamkeit durch alle Bereiche des Körpers und verharrt an manchen Stellen jeweils für einen Moment. In den Beinen, an den Schultern, im Kiefer. Es ist wie eine bewusste, ruhige Reise durch den Körper. Die Einladung besteht darin, lediglich zu spüren, was an den jeweiligen Stellen wahrnehmbar ist, ohne es zu bewerten oder verändern zu wollen.

Dieses nichtwertende Annehmen dessen, was gerade im Augenblick spürbar ist, steht im Vordergrund. Das können körperliche Empfindungen, Emotionen und Gedanken sein. Allein durch die empfangende Beobachtung, so die Überzeugung, verändert sich der Zustand. Denn kein Gedanke, kein Gefühl und keine

Körperempfindung ist von Dauer. Wenn wir sie vorurteilsfrei beobachten, können wir erkennen, dass alle diese mentalen und körperlichen Phänomene scheinbar wie aus dem Nichts entstehen, für eine Weile spürbar sind und wieder vergehen oder sich verändern. So wie Wellen des Ozeans, die an den Strand spülen, einen flüchtigen Eindruck hinterlassen und wieder von der Weite des Meeres aufgenommen werden. Es muss beim Body-Scan nichts willentlich gesteuert und verändert werden. Körperspannungen zum Beispiel können sich durch diese Technik der wertfreien Beobachtung auf einfache und sanfte Weise von allein lösen.

Über die Achtsamkeitsmeditation

Die regelmäßige Praxis der Meditation ist ein weiterer Weg, um Achtsamkeit im Leben zu kultivieren. In den Achtsamkeitsmeditationen des MBSR-Programms üben sich die Teilnehmenden darin, den von Natur aus sprunghaften Geist zu beruhigen. Dessen Charakter ist es nämlich, die Aufmerksamkeit für sich zu beanspruchen und diese immer wieder aus dem gegenwärtigen Moment wegzuführen. Das geht uns allen so.

Dieses Wissen um das universale Wesen geistiger Aktivitäten kann zur Erkenntnis führen, dass Achtsamkeit kein Dauerzustand ist, sondern sich von Moment zu Moment neu entfaltet. Es ist also kein Fehler, in einer Situation unachtsam zu sein. Es geht vielmehr um den Moment des Erkennens, jetzt gerade nicht achtsam gewesen zu sein – und es dann ganz einfach wieder zu sein. Immer und immer wieder.

In der Meditation legen wir eine Pause ein und halten bewusst inne. Wir üben uns in dieser Trainingssituation im Beobachten, Erkennen, Erinnern, Verstehen und So-sein-Lassen. Wenn es die Situation erlaubt oder nötig erscheinen lässt, auch im Hineinspüren und interessierten Erforschen. Damit wenden wir uns in der Meditation nicht ab von der Welt, sondern öffnen uns ihr mit allem, was gerade ist. Wir geben den äußeren Gegebenheiten Raum, aber auch unseren inneren Empfindungen – all dem, was uns in diesem Moment beschäftigt, freut oder belastet. Und das, ohne uns über Gebühr mit den Inhalten dieser Wahrnehmungen und Empfindungen zu identifizieren. Ein Gefühl oder einen Gedanken wahrzunehmen ist eine Sache, zu wähnen, man sei dieser Gedanke oder dieses Gefühl, eine ganz andere. Wenn wir diesem Irrtum folgen, verlieren wir schnell den Kontakt zum gegenwärtigen Moment und verstricken uns in den Geschichten, die uns unser Geist wortreich erzählt. Meist sind es immer dieselben.

Da es nicht das Wesen mentaler Phänomene wie Gedanken und Gefühle ist, dauerhaft präsent zu sein, ist es klug, sich eben nicht übermäßig damit zu identifizieren, sondern sie kommen und auch wieder gehen zu lassen. Wenn wir sie nicht künstlich festhalten, tun sie das früher oder später ohnehin. In der Meditation können wir diesen Ausdruck der Vergänglichkeit wieder und wieder erfahren und hilfreich für uns nutzen.

Dieser Weg des Erkennens und Erforschens kann von Freude und Leichtigkeit geprägt sein. Sich seinem Innenleben konzentriert zuzuwenden kann in einigen Momenten aber auch alles andere als einfach sein. Denn wir kommen dabei ebenso mit den wunden Stellen in uns in Kontakt. Was uns aber nicht davon abhalten sollte, es dennoch zu tun. Vielleicht auch mit zusätzlicher Begleitung einer vertrauten und fachlich kundigen Person. Denn gerade die wunden Stellen in uns brauchen Zuwendung und Fürsorge, um heilen zu können. Damit bietet der Weg der Achtsamkeitsmeditation persönliche Momente der Herausforderung und zugleich der möglichen Entwicklung und in der Folge des tieferen Wohlbefindens, der Heilung und der Freiheit.

Eine Übersicht, wo in Deutschland MBSR-Kurse angeboten werden und von wem, gibt es unter anderem auf der Internetseite www.mbsr-verband.de.

ZUM AUTOR

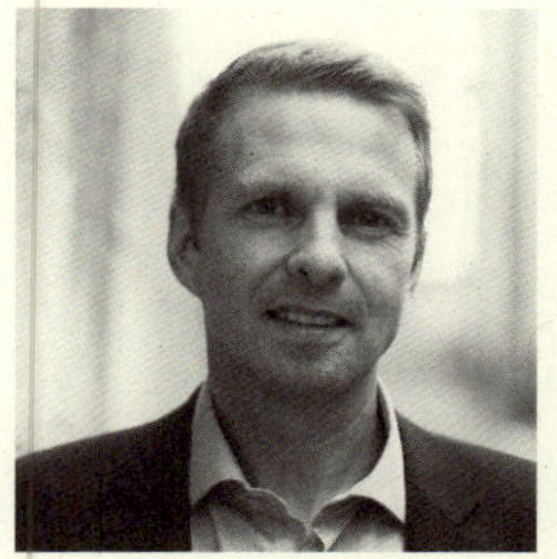

Foto: Peter Ostermann

Dirk Biermann, Jahrgang 1965, lebt und arbeitet in der Kurstadt Bad Salzuflen. Er ist Journalist, Autor und Achtsamkeitslehrer. Unter den Überschriften „Achtsam arbeiten & leben" sowie „Innehalten und zur Ruhe kommen" bietet der Diplom-Sozialpädagoge, Heilpraktiker (Psychotherapie) und Ethikberater im Gesundheitswesen Kurse und Fortbildungen an. Im Mittelpunkt dieser Angebote zur Gesundheitsvorsorge steht die Integration mitfühlender Achtsamkeit in den beruflichen, ehrenamtlichen (u. a. Hospizbewegung) und privaten Alltag.

In seinem Buch „Im Schatten der Depression" beleuchtet er die Lebensrealität von Angehörigen, die in ihren nahen Beziehungen mit Depression, Angst und Panik konfrontiert sind. Auf der Basis persönlicher Erfahrungen gibt er Anregungen, wie Mitgefühl, Selbstfürsorge und die Praxis der Achtsamkeit durch diese herausfordernden Zeiten tragen können. Dabei wirbt er für einen mutigen und offenen Blick auf die eigenen inneren Haltungen und auf das, was wir Depression nennen.

Mehr über seine Arbeit, Kursangebote und inhaltlichen Schwerpunkte erfahren Sie auf ***www.dirk-biermann.com*** und ***www.mbsr-owl.de***.

WEITERE LITERATUR AUS DEM ARBOR VERLAG

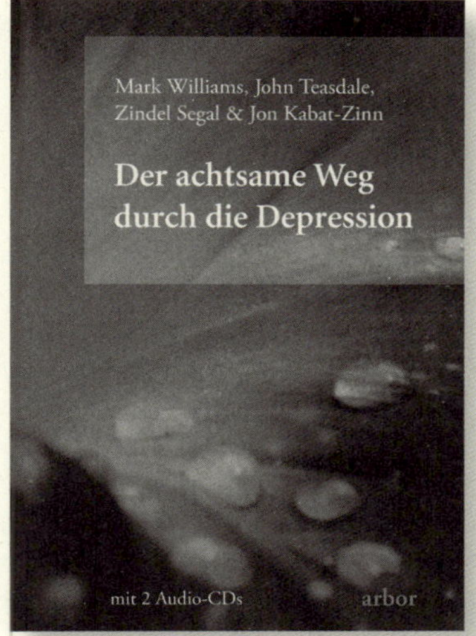

ISBN 978-3-936855-80-7

Mark Williams, John Teasdale, Zindel Segal & Jon Kabat-Zinn

Der achtsame Weg durch die Depression

Achtsamkeit und Depression - das Grundlagenwerk
Die „Achtsamkeitsbasierte Kognitive Therapie" (MBCT) hat sich als sehr wirkungsvoll in der psychotherapeutischen Behandlung bei Depressionen erwiesen. Zindel Segal, Mark Williams und John Teasdale stellen als führende Vertreter der Kognitiven Psychotherapie die praktischen und theoretischen Grundlagen dieses Programms vor, das für an Depression erkrankte Menschen eine wertvolle Begleitung sein kann.

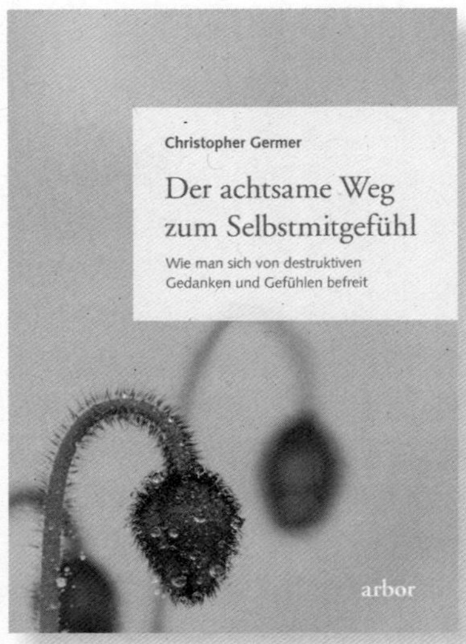

ISBN 978-3-86781-145-3

Christopher Germer

Der achtsame Weg zum Selbstmitgefühl

Wie man sich von destruktiven Gedanken und Gefühlen befreit

Selbstmitgefühl heißt, sich so mitfühlend um sich selbst zu kümmern, wie wir uns um einen geliebten Menschen kümmern würden. Einfühlsam und zugleich ganz praktisch vermittelt dieses Buch, wie Sie einen liebevollen Umgang mit sich selbst kultivieren können: gut zu sich selbst zu sein und sich das Mitgefühl entgegen zu bringen, das Sie am dringendsten brauchen.

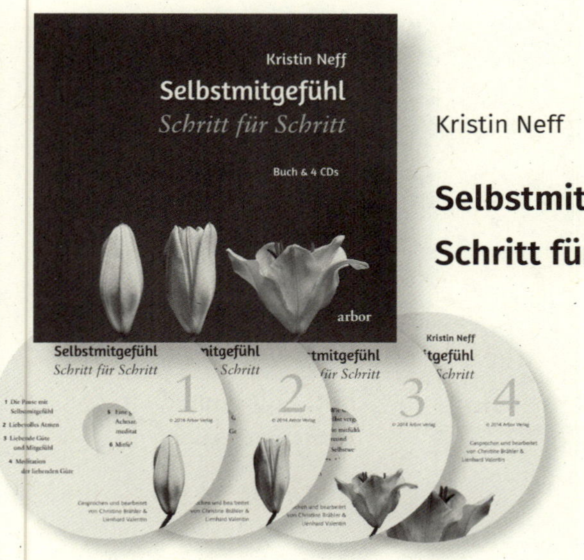

Kristin Neff

Selbstmitgefühl – Schritt für Schritt

Buch und 4 CDs
ISBN 978-3-86781-117-0

Selbstmitgefühl meint eine innere Haltung, bei der wir freundlich und wohlwollend mit uns selbst umgehen. Wir erkennen, was wir wirklich brauchen und können auf diese Weise gut für uns selbst sorgen. Zudem lassen sich so Wohlbefinden und Resilienz stärken.

Dieses Buch sowie die zahlreichen geführten Meditationen auf den CDs helfen Ihnen, die heilsame Kraft des Selbstmitgefühls Schritt für Schritt im eigenen Leben zu verankern.

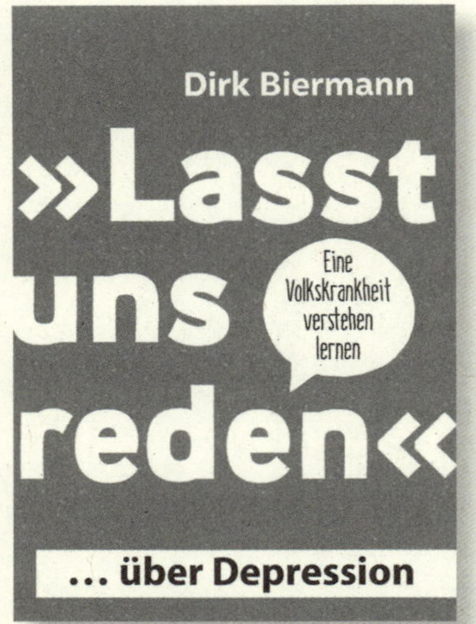

ISBN 978-3-86781-280-1

Dirk Biermann

»Lasst uns reden« ... über Depression

Eine Volkskrankheit verstehen lernen

Depressionen und Burn-out lassen sich nicht länger ins dunkle Hinterzimmer sperren. Sie sind mitten unter uns und prägen als Volkskrankheit den Alltag vieler Millionen Menschen – direkt oder indirekt als Angehörige.

Dieses Buch schildert die wichtigsten Zusammenhänge und Behandlungsmöglichkeiten rund um Depression und begleitend zu Burn-out, Angst und Panik. Verfasst ist es als lebendiges Gespräch. Das macht die Zusammenhänge praxisnah und damit auch für alle verständlich.

Arbor Verlagsprogramm

Umfangreiche Informationen zu unseren Themen, ausführliche Leseproben aller unserer Bücher, einen versandkostenfreien Bestellservice und unseren kostenlosen Newsletter. All das und mehr finden Sie auf unserer Website.

www.arbor-verlag.de

Mehr von Dirk Biermann

www.arbor-verlag.de/dirk-biermann

Arbor Seminare

Die gemeinnützige *Arbor-Seminare gGmbH* organisiert regelmäßig Seminare und Weiterbildungen mit führenden VertreterInnen achtsamkeitsbasierter Verfahren. Zudem informiert sie über aktuelle Entwicklungen in diesem Bereich und trägt Achtsamkeit auf diese Weise nachhaltig in die Gesellschaft. Nähere Informationen finden Sie unter:

www.arbor-seminare.de

Arbor Online-Center

Mit dieser Plattform hat Arbor einen virtuellen Ort der Inspiration und des Lernens rund um das Thema Achtsamkeit geschaffen. Lernen Sie die AutorInnen unserer Bücher und die ReferentInnen unserer Veranstaltungen kennen: in Interviews, Vorträgen, Meditationsübungen, Webinaren, Podcasts sowie Online-Kursen und zahlreichen weiteren Ressourcen.

www.arbor-online-center.de